菊池和子

はじめての「きくち体操」

講談社＋α新書
プラスアルファ

まえがき――体と脳をつなぐ「意識」の体操

「きくち体操」を大変頻繁に、話題にしていただくようになりました。連日、テレビやラジオ、新聞、雑誌の取材依頼をいただき、受講希望もたくさん寄せられます。四十数年前、団地で近所の奥様方の希望に応じて、でも当時は、体操なんてちょっと恥ずかしいような感じがあったのでひっそりはじめたことが、大きく成長しました。

研究室での実験よりも、優れたスポーツ選手のデータよりも、たくさんの普通の生活をしている生徒さんの生きた体に学びながら、

「いくつになっても筋肉を育てることが大事。そのためには、筋肉と脳をつないで動かすことです」

と訴えてここまで来ました。筋肉のことなんか誰も考えなかった時代が長く続いて、今ようやく、筋肉の大切さが注目されるようになりました。

でも、単なる筋トレなら、世の中にたくさんあります。「きくち体操」は他の体操

とどこが違うのか。

専門学校の授業で学生たちに「手の指をぎゅっと握って、一本一本の指を意識する」動きをやってもらいました。そしたら、「頭痛い、頭痛い」と大騒ぎ。なぜだかわかります？　ただ握ったのではなく、指一本一本を意識して握ったことで、これまで彼らが使ったことがなかった脳の部分が活性化したからです。若い彼らの脳に勉強やゲーム以外の思わぬ方向から刺激がいったからです。

ふだん、私たちは体と脳が「ほんとうに関係している」とイメージしないで暮らしています。知識では知っていても、体の各部位と脳が密接につながっていると実感したことがないでしょう。

でも、日ごろ意識して使っていないところに、意識を向けたとたん、その部分の脳が活性化します。そのため、血管が弱っていた場合、つまったり、破れたりすることがあるんです。しっかりと伸ばそう、曲げようとしただけでですよ！　人間の脳はほんとうに、体と密接につながっているんです。

「きくち体操」は、単に体を鍛える体操ではなく、脳と体の関係をとりもどす体操です。脳と体の中のさまざまなしくみ、筋肉、骨、神経との連係をとりもどし、使える体、使えるアタマにする体操です。

体はありがたいことに、誰にでもひとつ与えられています。体は美しく、よくできていて、この神秘を知ると感動します。この感動のもとが自分の中にあるのです。

動いているうちにそのことに気づかされてしまうのが「きくち体操」なのです。「きくち体操」の動きはゆっくりゆっくりです。なぜなら、ひとつひとつの筋肉の連係を脳に意識して伝えようとすると、自然にゆっくりになるのです。ひとつの筋肉もサボらせないようにじっくり、じんわり意識して、脳と筋肉をつなぐんです。

理屈さえ通っていればいいと思って生きているような現代です。幸せを感じられずに生きている人がいっぱいいます。体が不調、心が不調で、教室に来ます。そういう方たちが、やがて、

「私にはこの体があったんですね、この体で生きていたんですね」と涙を流しながら話してくれます。

「幸せの青い鳥は、身近どころか、身内にあった！」と。

いくつからでも、自分で自分をよくしていくことができます。じっくり、じんわりと育てていきましょう。

鍛錬してムキムキになる、一日何千歩歩ける、◯◯マラソンに出た、ということを自慢するのとは違います。年少者と若さを競ったり、体力を競うのではありません。もちろん、怠惰にまかせて、体を粗略に扱うのでもありません。

生涯、生きる道具はこの体しかないのです。大切に育て、磨いて、痛めることなく生きていきましょう。

「きくち体操」は、そういう、命に感謝し、この体で生きていくという実感を味わう体操です。「体を磨く」ことは、すなわち「命を磨く」ことです。

でも、難しいことはひとつもありません。ひとつひとつわかりやすい動きです。動くことで体と脳をつないで、より快適で、幸福な、日々を送りましょう。そのお手伝いをするのが「きくち体操」だと思っています。

二〇〇八年一二月

「きくち体操」創始者　菊池《きくち》和子《かずこ》

はじめての「きくち体操」◉もくじ

第二章　運動音痴はありません！　ほんとうの「動き」とは

第三章　「厳選きくち」——基本の「きくち体操」一五の動き

第四章　「きくち的生活術」――日常のきくち体操

第五章　「泣ける！」きくち体操

はじめての「きくち体操」

第一章　気持ちをかければいくつになっても筋肉は育つ

なぜ筋肉を育てると奇跡が起こるのか？

「きくち体操」で私はたくさんの奇跡と感動に出会ってきました。

「『きくち体操』は泣ける体操ね」と言われるほど、体がよくなったとき、動かなかったところが動くようになったとき、一ヵ月前、一年前とくらべたとき、本当に涙を流して喜びあえるのです。

あるとき甲状腺にがんのある方が教室に来ました。

「病気はよくなるかどうかわからないけど、体力をつけて、免疫力を上げて『元気に』闘病したいんです」

ということでした。彼女は食事療法で治癒を目指していました。本当に細くて生気が感じられないような印象で、教室にもやっとたどり着いた感じでした。とても他の生徒さんと一緒に動ける状態ではなかったので、私がつきっきりで手や足の指など動かしていいところをさぐって、休みながら少しずつ動かしていきました。

なんとしても、よくしていきたい、という本人の思いはとても強く、まわりの私たちにも伝わってきました。少しずつ、少しずつ、毎日家でも「きくち体操」を続け、見た目もずいぶんとしっかりとした感じがしてきていたころでした。

「先生！　見てください。しこりが……」

と言うのです。はじめのときみんなで触らせてもらった大きな塊がなぜか手に触れなくなっていたんです。

教室にいた全員びっくりしました。私も「エッ！」と思いました。でも、何よりもこうして体を変えた本人の努力に頭が下がりました。私は教室で「きくち体操」を伝えることはできても、それをやるのは本人にしかできないことだからです。

努力が実る日が来る

ある脳性マヒの青年は、「これ以上治療法はありません」と病院で言われて、お母さんがすがるような思いで連れてこられました。そのころ彼は三〇歳になっていたと思います。会ってみると、体はマヒのために立つことも、声を出すこともすべてが困難で、体全体がななめにかしいで揺れていて、ようやく立っていました。でも知的には障害がなかったので、この体操を伝えることができました。彼ひとりにインストラクター三人がかりで抱きかかえての授業でした。

お母さんから聞いた話では、教室で動くたびに自分がよくなっていく実感があったようで、家に帰ってからも、「これだ、これだ」という思いで必死に努力したそうです。そして体が揺れなくなったので当時のワープロ検定の４級をとりコンピューターの会社で仕事ができるようになりました。

なんとか転ばずにひとりで歩けることがあまりに嬉しくて、バスや電車になんか乗っていられないと、一時間も歩いて会社に通ったそうです。本人が自分で血のにじむような努力をした結果なのです。

教室には、このように、若くて健康な方ばかりではなく、お年寄り、体に障害がある方、生活習慣病に悩む中高年の方、なんらかの後遺症をかかえる方、さらには若い青春まっさかりなのに体調不良に苦しむ生徒さんもいます。

そういう方が、よりよく生きていくために筋肉を育てる体操、「きくち体操」にとりくんでいるうちに、さまざまな奇跡を体験されていくのです。

私は皆さんを見ていて、「どんなに若くても動かさないと体は衰えるのだ」ということと、「いくつになっても、またどんな状態からでも、本人によくしていきたいという強い思いがあれば、体は育っていける、変わっていける」ということを感じるのです。

今生きている体から、日々じかに教わることができる。一回一回の授業が、今の「きくち体操」をつくり上げ、進化させてきたのです。

自分でよくしていくしかない

あるＯＬさんが同じ会社の同僚の方に抱えられてやってきました。まだ三〇代なのに腰痛で手術したけどうまくいかず、痛くて痛くて歩けないということで、教室に通うようになりました。最初のころは、皆見かねて、一生懸命手を貸してあげました。

しかし、その方は、痛いことに甘えて、人に助けてもらうのに慣れてしまい、自分では治そうとする気が弱いように私には見えました。何ヵ月かたったある日、私は彼女につきそってくるお友だちに言いました。

「あなたはもうこの人のことはほっておきなさい。本人が治そう、治ろうとしないなら、いくらここに通ってきてもダメだもの」

そして本人には「本気でよくしようと思わないならもう来てもしようがない！」とまで言ったのです。

私はもう彼女は来ないかもしれないと思っていました。しかし翌週、痛みに顔をしかめながらも、ともかく教室までひとりで足をひきずり、這うようにしてやってきたのです。彼女もこの体操しか方法がないとは思っていたのです。

私はみんなに「今日は、優しくしちゃダメよ、今が彼女にとって大事なとき。自分で治そうと意思を固めるときなのよ」と言いました。

彼女は、今までのように甘えていてはいけないと思ったのでしょう。ひとりでがんばって通ってきていました。それから半年ほど、彼女は死に物狂いで努力したと思います。私は心の中で応援をし続けました。そんなある日、彼女は泣きながら教室に駆け込んできたのです。

「あら、どうしたの」

「先生、今、私、遅れそうになって、階段を駆け上ってきたんです。そのことに気づいたんです」

「え、駆け上ったの⁉」

かつて一段だってひとりでは階段を上れなかった人が、駆け上ってきて、それが嬉しくて泣いているんです。

本当によかった。みんなだって教室中もらい泣きです。酷《こく》なようですが、本人が努力するしかないのです。でも、努力すると必ず体が応えてくれるのです。

七〇代から体を変えた人

七〇代なかばの方が教室に来ました。二〇年ぐらい前の七〇代と言えば、本当にお年寄りで、体操をするなんてとんでもないといったころでした。

その方は、ものすごく腰が曲がっていて、「バスに乗るとき、ステップに足が上がらなくて、バスに乗れないから、体操でなんとかならないかと思ってきた」ということでしたが、皆どうしようと考えてしまいました。

「何かあったら大変だから、この方はお断りしたほうがいいのでは」となったのですが、ご本人が、「教室の隅で見学させていただくだけでもいいから、どうしても入れてください」と言うのです。

以来一四年、一回も休まず通い、家でも、教わった体操をやり続けました。教室の隅で、「きくち体操」の動きの意味をひとつひとつ理解し、黙々と曲がらない体を曲げ、伸びない体を伸ばそうとしていました。

「この体が命だ」と気がついたときに生かされていることへの感謝、まわりの人への感謝の気持ちがあふれ、その方は、それまでの生活の仕方さえも変えたのです。

そして、一〇年近い毎日の努力の結果、曲がった背が起き、ひざも伸び、すたすたと早足で歩けるようになりました。

「あと三年で九〇歳です。それまでよろしくお願いします」と言っていたのですが、ある日突然、入院し、まもなくお亡くなりになりました。そのとき担当した医師が「ご遺体を解剖させていただけないだろうか」とご遺族に願い出られたということでした。

「こんなに見事な亡くなり方をされた方はこれまで見たことがありません」

「え、なぜですか」

ということだったのです。

その後医師から、「すべての筋肉、骨、臓器を十分に使いきってどこも痛めることなく寿命を迎えられた見事なご遺体でした。感動しました」と言われたそうです。

講演のときに、この生徒さんの在りし日の、教室で体操をしている姿の写真をはっておくと、「ああ、こんなに体が柔らかい人はいいわねえ」なんて声が聞こえます。開脚して前にぴたーっと胸をつけている写真ですもの。

「この方が八〇代のときのお写真ですよ」と言うと、皆びっくりします。そして、さらにバスのステップに足を上げられないほど腰が曲がっていたときからスタートした、と聞くと今度は勇気を与えられ、深い感動に包まれるのです。

七〇代からでも、どんな状態からでも、自分の努力でよくしていけるのです。楽してよくなる魔法はありません。自分で努力するしかないのです。

体を動かすとアタマがよくなる

体を動かすとアタマがよくなります。体は脳につながっているから、体を動かせば脳が刺激されるのです。だから、たし算ドリルなんかしなくったって、体操していればアタマがよくなるんです。

「運動は得意だけど勉強のほうはからっきし」と言う人がいますが、いわゆるお勉強とアタマが使えるのとは違います。いくつになってもしっかりはっきりしたアタマで毎日を送れるようでいたいもの。それにはゲームをするより自分の体に意識を向けて動かすしかないと私は思います。

ところが、せっかく教室に来ても、

「私、関節が硬くって、昔から柔軟体操ってぜんぜんできないんです」

と言う方がたくさんいます。それは関節が硬いのではなく、それを支える、まわりの筋肉が弱っているのです。ましてや「骨が硬くって」なんて言う方もいて「骨は硬くなくちゃ困りますよ」と答えると「ああそうですか」ときつねにつままれたような表情をします。

そうです。骨は筋肉がないと動けません。骨は筋肉がないと育つことができません。筋肉は体中の骨と骨をつなぎ、支え、動かし、育てているのです。

筋肉が、あなたにとってどんなに大事かおわかりですね。ひじを曲げてみると、腕の内側の筋肉は縮み、そのとき、外側の筋肉は伸びる。私たちが無意識に腕を使っている瞬間瞬間にその作業があって、私たちの動作がスムーズにできているのです。体中にあるたくさんの骨と関節、それらを支え、動かすたくさんの筋肉。体って命だから。だからこんなにも奇跡のようにつくられているのです。

そして、その筋肉に「こう動く！」と命令するのが「脳」。

そうです。私たちの体は脳からの指令がなければよりよく動くことができないのです。私たちは、脳というと計算したり漢字を書いたり、仕事をしたりするときに働いてくれるだけのものだと思っていますよね。でも体を動かすことを通して私は、脳が、私たちの体のすべてに命令を出し、私たちを司っているのだと感じられるようになりました。

その脳と体を、意識して動かすことによってつないでいくのが、「きくち体操」です。

脳科学でも、治したい部分をしっかり意識してトレーニングするほうがリハビリの効果が高いことがわかってきました。ただ、訓練だから体だけを動かすというのではなく、「ここを治したい、動かしたいんだ」と懸命に意識して行っていけば体はよくなっていくのです。脳から離れてしまっていては体は育たない。脳と体はつながっているのです。

ですから、意識をつないでいないと、脳は体のことをどうも忘れがちです。少しずつ脳は体への連絡を鈍らせていき、鈍った体はもう何年もそこは使っていない、動かしていないというようになり、少しずつ「老化」していくのです。年齢に関係なく。

触る効用

「きくち体操」では、体操の前に自分のももやひざをよく触ったりさすったりします。

触る、さすることによって、その部分への脳のつながりを呼び覚まし、「アタマのいい筋肉」にしたいからです。「触ってるよ、ここが内ももよ、わかる?」と脳に語りかけます。

太ももなんて一生懸命触っただけで、なんだか脚が長くなり、力が入るようになりますから不思議。意識がそこに集中できるようになると、脳はその部分に血液を送り込み、栄養を送り込み、老廃物を引きとり……とその部分が育つように手配をはじめるのです。

だから、ほかのことをしながら体操するのはもったいない話です。テレビを見ながら、本を読みながら、あるいは脚の体操をやりながら首も回すなど一度にいろんなところの体操をしながら……というのは効果的ではないのです。「一心にその部分に意識を集中すること」こそが大切です。

鍛えない、がんばらない

筋肉を育てないとダメだと書きました。でもマシントレーニングや「筋トレ」とは

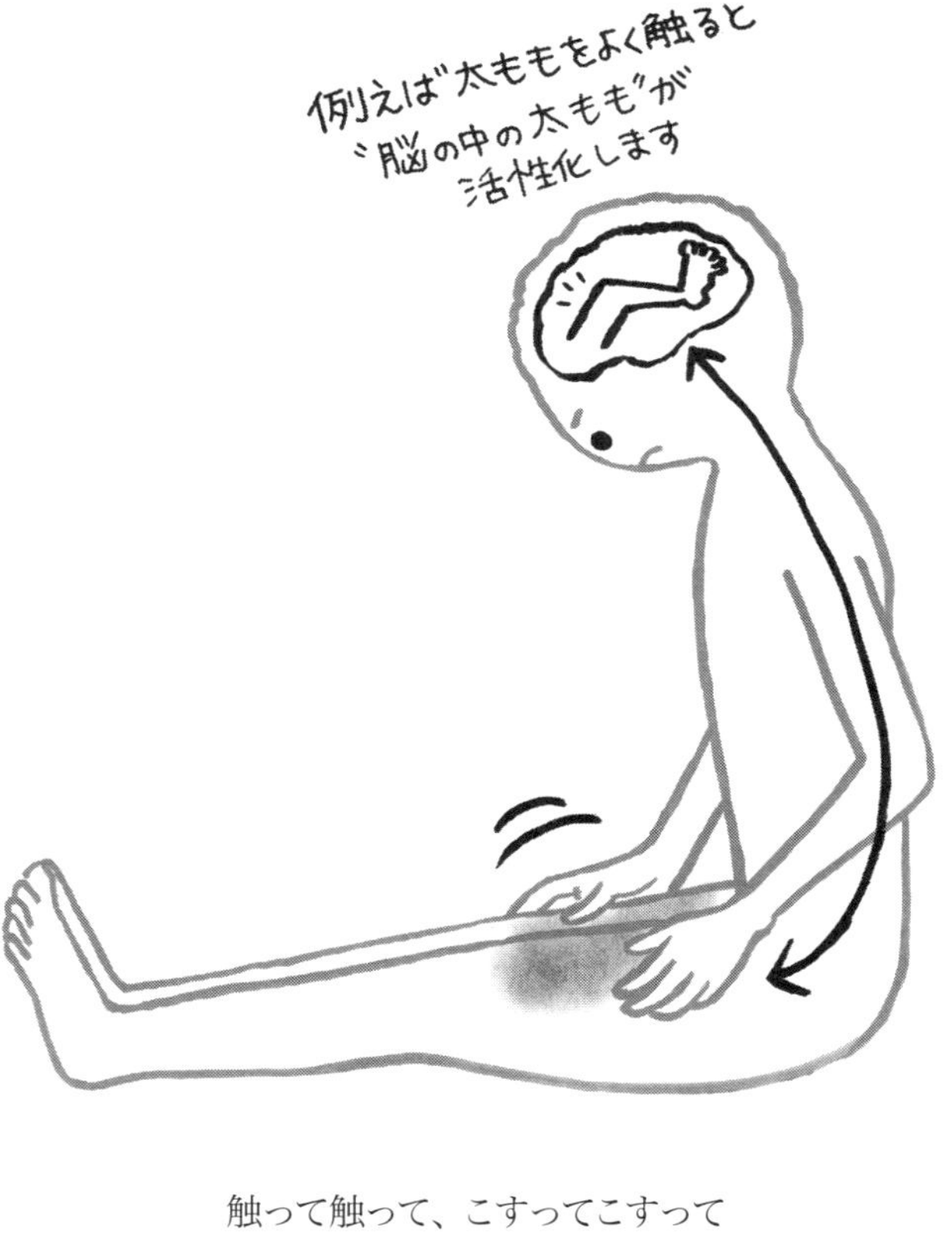

触って触って、こすってこすって

どこが違うのか。

大きな違いは、その目的です。マシントレーニングは体の各部分の筋肉を鍛える。「きくち体操」は全身を丸ごとひとつだととらえ、きちんと生きるための筋肉を育てる。目的が違うのですから、その方法も当然違ってきます。

筋トレは、決められた回数をこなしたり、マシンで負荷をかけたりして筋肉を鍛えていきます。でも「きくち体操」は回数ではないし、道具を使って体に負荷をかけることもありません。

動かす部分に意識を向け、脳とつないではじめて「きくち体操」の動きになるのです。単なるマシントレーニングでは育ちにくい筋肉が育つのです。

筋肉だけを「がんばって曲げよう」「がんばって何回もやって鍛えよう」「美しいポーズをとろう」ということだと、考えることは、「たくさん曲げよう」「何回やろう」「上手にやろう」というものになります。しかし、「きくち体操」では、たとえば腹筋をする時は、何回できたかではなく、体の前側からしっかり背骨を支え、重たい頭をしっかり持ち上げていられる筋肉が育っているか、そして腹筋が太ももやお尻にもしつかりつながっているかを脳と会話しながらさぐっていくのです。がんばらなくていい、鍛えるのと違う、上手にできなくていいというのはそのためです。

教室では長年通っていてもちっとも変わらない人と、みるみる変わっていく人に分かれます。それは、「がんばって鍛えた」からではなく、意識を向けて毎日やったかやらないか、だけ。

「おうちでもやってますか」

あんまり変わらないな、と思う人にそっと声をかけてみます。

「あらあ、先生にはわかっちゃいますか。そうなんです。忙しくてあまりやれないんですよね。すみません」

すみません、って私に謝ってもしょうがないのよ、あなたの体に謝って、と言います。

がんばる、と言うなら、「毎日ちょっとでもやる」、それをがんばってください。

自分の体が好きですか？

健康ブームだし、体ブームとも言えます。

でも、自分の体のとらえ方が、ヘン。まるでそれぞれ部品みたいに考えている人が多いのです。私たちは、「自分と体はひとつ、この体が自分なんだ」と自覚するのが難しいんです。

今の健康ブーム、体ブームは体だけを「やせさせよう」「鍛えよう」としていて、体をまるで「物」みたいに扱っているように私には思えます。

ほんの数年前までは、体に気を使うといえば、食事を減らしてやせることに関心が集中していました。でもメタボリック症候群の危険が話題になると「お腹を引っ込める」ことに関心が移り、体を動かすことが注目されるようになってきています。

男性も女性も筋肉をつけたほうがいいらしいとか、かっこいい筋肉をつけたいという志向になってきています。テレビの通販でもフィットネスのＤＶＤが売れていますし、家庭用マシンも結構本格的なものが売れています。

確かに体づくりへの関心が高まってきています。

でも自分の体を命としてとらえ、育てているというよりは、「ともかくやせたい」とか、「腹筋を割る」「上腕二頭筋を鍛える」「僧帽筋を盛り上げる」とか、体をパーツとして見てその部分のかっこよさを目指している人がほとんどです。

今の自分の体はと言えば、この太い二の腕、短い首、めりはりのないボディ、突き出たお腹、貧弱な胸、たれて大きいお尻、太い脚……とどこも好きなところはない。自分の体が本質的によくなっていくということではなくて、ただやせさえすれば少しはかっこよくなるんじゃないか、そのためにはつらくても我慢我慢と、走ったり、踊ったり、マシンを動かしたりして、体を鍛えているわけです。

「ええい憎らしい、このお肉、この骨、この体」ということで、全然、自分の体のことを愛していません。自分の体なのに。自分の体と自分を、ひとつのものとしてとらえられないのです。

不調に悩む現代人

かと思えば、空前の健康ブームとはうらはらに、不調を訴える人のなんと多いことか。スタイルのために、筋肉を鍛えたり、やせるという話とは別に、どうも全体としては不調。

「体がだるい」「眠れない」「風邪をひきやすい」「お腹の調子がいつも悪い」など、病気ではないんだけど、いわゆる漢方でいう未病の段階の人がすごく多いのです。

そして、ある日、首が回らない、肩に激痛、手が上がらない、ぎっくり腰、そして肝臓や腎臓の数値がどうも……という事態を迎えます。あなたは知らなかったと思いますが、症状があらわれたときよりもずっと前から体は全力で耐えに耐えてきていたのです。体は少々のことではネをあげないようにできているので、持ち主にはなかなかわかりません。体としては、長年ほうっておかれたので、「今気づいて手立てを講じないと、ほんとうにダメになるよ」と症状を出して知らせてくれているのです。「痛み」や「症状」はありがたい信号なのです。

見かけも体調も同じ、「人の体」のこと

このように、外からの「見かけ」の問題と、内側の「体調」の問題とは一見別のことのようですが、私に言わせれば、同じ体のことです。

体に意識を向けて動かさなかったから、衰えたのです。見かけとは、外側の問題ではなくて、骨や筋肉の問題です。体内のことです。筋肉を動かさなければ、骨もそこを走る血管も神経も衰えます。全身の骨、筋肉、血管、神経が衰えたら内臓も衰えます。体全体をコントロールしている脳もサボりにサボって衰えます。体調が悪くなるのは当然です。

ばらばらではダメです。部分だけではダメです。体全体を意識して動かしてみて、触ってみて感じる習慣をつけなくては体は衰えるんです。

体操は体にいいと昔から言われているけれど、「やせる」「締まる」ためならともかく、健康のための体操というと、面倒がる人が多いのは、効果がわからないからでしょう。

「体のほうは、まあいいよ、普通に生活できてるし」なんて思ってる。でも体もあなた自身なのです。体に力がついて整うと生活の質全体が変わってくるのは驚くほどですよ。

「きくち体操」では、体を動かしながら、全身の連絡網を意識します。だって体ってつながっているし、トータルなものですから。

あなたの体にあなたの意識は通じていますか？　動かせないところがあるということはすでに不調の前触れなんですよ。

体、動きますか？

「きくち体操」の講演や教室に来て、いろんな動きをやってもらうと、みなさん、唖然とされます。

「足の指ってこれまで自分で触ったことなかった」

「あれ、いつのまに手が後ろで組めなくなったんだろう」

「やや、まったく脚が開かない」

「私は腹筋は若いころから得意……あれおかしいな」

「腕立て伏せなんて軽いさ……あれこんなはずでは」

どなたも、毎日、仕事に家事にものすごく忙しく過ごしていると思います。厳しい職場の現実では一日同じ姿勢でパソコンにはりついている人も多いでしょう。立ちっぱなしの人もいるでしょう。え、ゲームで徹夜してる？

でもね、どんなに忙しくても、自分の体を守るのは自分だけなのです。

「やぁだ、お父さん」って、お父さんだけじゃなくて奥様、あなたの体もですよ。

お年寄りの介護で、抱えたり、寝かせたり、着替えさせたりで明け暮れして、自分が寝るときはバタンキュー、どうかすると顔を洗っているひまもない、という生活の方も多いでしょう。自分のことより、家族、子供、夫、仕事……って。

自分のことをあきらめて、忘れているんですね。そして、忘れたころにいやでも自分にも体があったことがわかる。急に襲う不調。腰痛、肩こり、頭痛、ひざ痛、そのほかにも内臓の不調だったり、首が回らないとか。そして、「そういえば忙しくって自分のことなんてかまってるひまなかったなあ」と思うわけです。

でもあなたの体はいくらあなたを愛している人でも、あなたでない他人がよくしてあげることはできないのです。

「忙しいは理由になりません」って、なんだか「子供にもっとかまってあげましょう」のキャンペーンみたいですが、子供だけでなく、あなたの体ももっとかまってあげましょう。

介護は立派、子育ても仕事も立派です。でもあなたをあなたがかまってあげる時間をとることだって、どれよりも立派な時間なんです。

今日一日筋肉を全部使いましたか

今日一日、使っていない筋肉、使っていない関節、ありませんか。思いっきり力を入れていない場所、十分伸ばしていないところはありませんか。

ちょっと文字どおり振り返ってみてください。軽く振り向けますか。朝から首を動かしましたか。意識して後ろ向いたり、上向いたり横向いたりしましたか。肩はどうでしょう。困った誰かさんに肩をすくめることはあっても、意識して大きく肩を回したりしたでしょうか。腕は？　背中は？　腰は？
「ま、そういう姿勢になる必要はほとんどないから」
「ここは別にそれほど動かなくたって生活に支障はないから」
そんなこと言って、その部分を司る脳は確実にアタマが悪くなって働けなくなって
いますけど、それでいいですか？　体は全部つながっているから、ひとつ動かないと
いうことはその周辺も固まってくるということですよ、それでいいですか？

簡単なことが難しくなっている体

立ってみましょう。

ゆらがずに、どこも痛いところなく立てますか。なんだか腰が痛いからまっすぐに伸びなくてかばっていませんか。肩甲骨を一ミリ下げてお腹を引っ込めて、お尻を両側からぐっと寄せて立ってみる。肩甲骨を下げると胸が開いて楽じゃありませんか？

「ううん」と伸びをしてみましょう。手を上にあげて、伸びて伸びて、そのときは脚は下のほうへ、地球の中心に向かって伸びていくつもりで伸びると不思議に手を上に

伸ばすことができます。

肩甲骨を寄せて両てのひらを後ろで組んで。組めますか？　足の指でふんばって、腰を前に曲げて、組んだ手をぐっと上へ。気持ちいいですね。組んだ手をそのままもっと前までもってこられますか。

座ってみましょう。

脚を前に投げ出して。ひざが伸びずに、上に飛び出していませんか。ひざの後ろ側を床に押しつけましょう。それには太ももに力が入らなくてはなりません。ぐーっと入れるとひざが床に近づいていくでしょう。座るって太ももの力だったんですね。

このように、ちょっとした動きをするだけで、弱っている部分があることがわかります。

立つだけ、座るだけ。

「きくち体操」はこういうふうに意識を使う体操です。

「意識を向けること」自体が体操になるのです。こんな簡単なことなんですが、「筋肉を育てよう」という意識でやる、脳で意識してやるから効果が違うんです。

手を上へあげる

肩が痛くて手をあげているだけで
せいいっぱいかも……

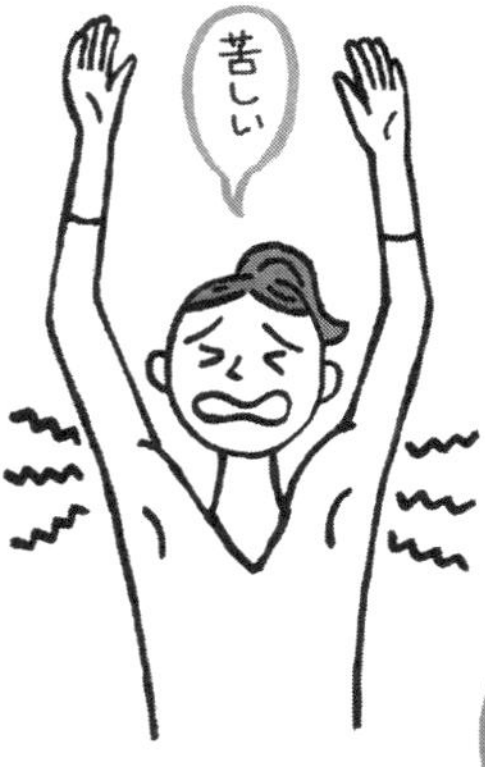

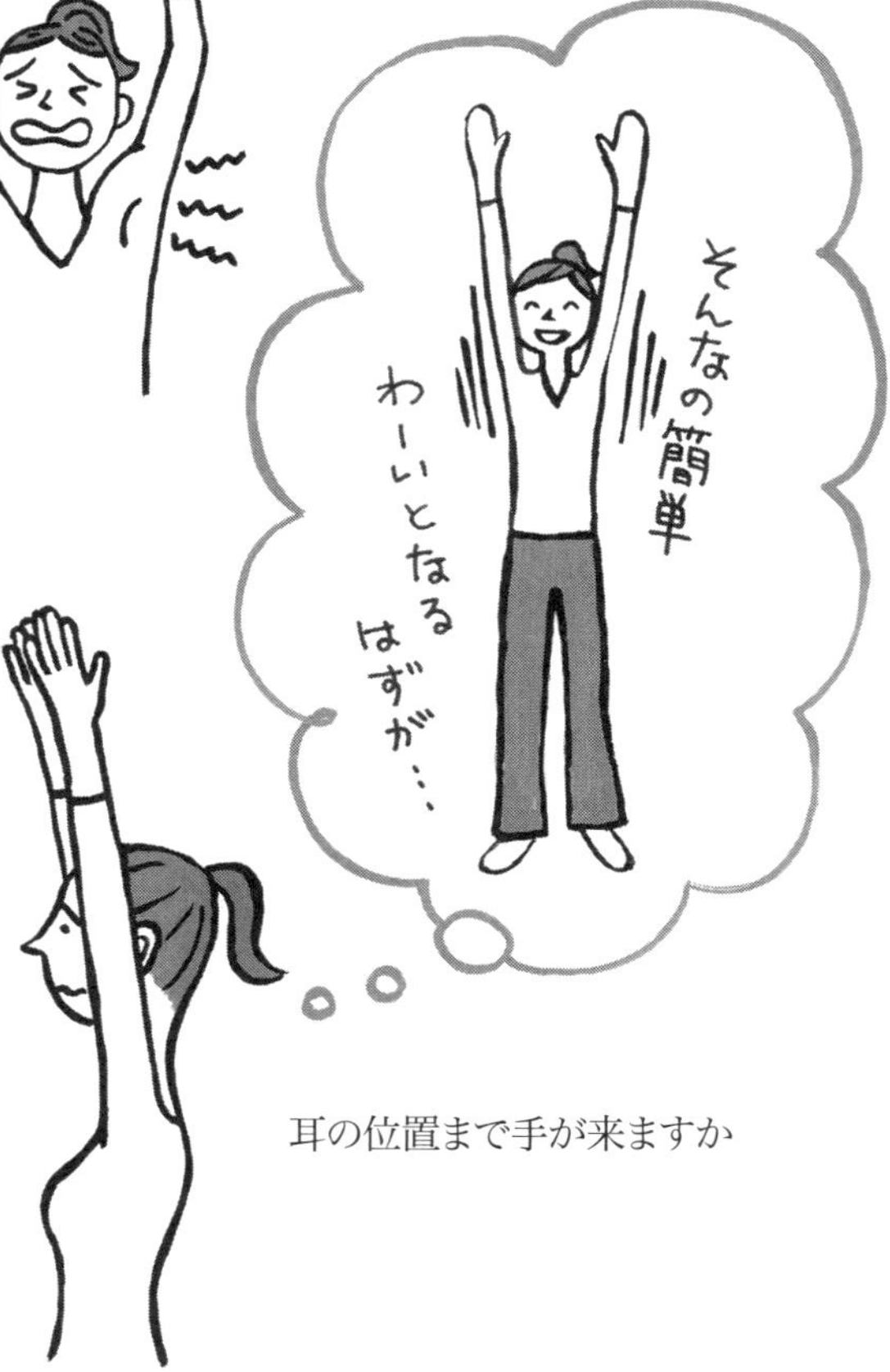

耳の位置まで手が来ますか

体の末端こそ脳につながっている

ぎゅっと手を握ってパーッと開いてみます。手なんて毎日使っているし、動かないわけがないというけれど、指先に意識を向けてしっかと力を入れて開くことがないと、指が思いどおりに使えません。もう一度親指を中に入れてぎゅっと握ってくださ い。人差し指に力が入っているか、薬指はどうか、小指はどうか、アタマを使って確認してみてください。こぶしが真っ赤になってところどころ関節が真っ白になるくらい。では、もう一度しっかり開いてみて。指と指のあいだが均等に開けますか？ てのひらから思いっきり開いてみてください。どう？ できましたか？ この握ったり開いたりは、手だけでできるものではありません。指は見えているところだけじゃなくて、手首からひじ、腕、そして肩、胸、背中とつながって呼吸する筋肉になっているのです。知らなかったでしょう。手を開いたり握ったり、指や腕に意識を向けて動かすと、呼吸が楽になるのです。

「そんなこと知らなくたって何も困らないよ」って、そうですか？ では、指を一本

一本だけ指を折り、他の指はピンと伸ばす

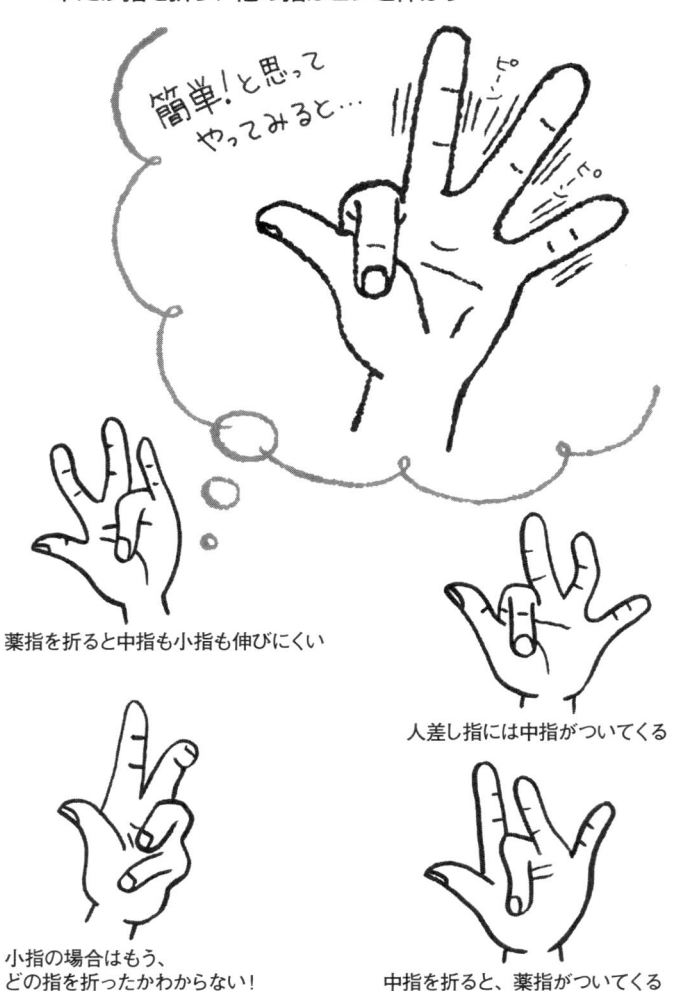

薬指を折ると中指も小指も伸びにくい

人差し指には中指がついてくる

小指の場合はもう、
どの指を折ったかわからない!

中指を折ると、薬指がついてくる

一本折っていってみてください。折った残りの指、ぴんと伸ばしてみてください。

「あれれ」

早くもこのへんで「伸びない指」に気がつきます。思うとおりにならないのです。ましてや、薬指や小指を折るときは、残りの指をぴんと伸ばすことは難しいのです。自分の体なのに、その部分の脳はどうなっているのかな、と思う瞬間です。

え、薬指の独立なんてどうでもいい？

その部分の脳と神経回路がつながらなくなっていてもいいんですか。

やってみるとわかるんですが、なんといったって、アタマがハッキリするんですよ。体の中で「動かなくてもいい」という部分はありません。それは動かなくていらすると、ついそう思ってしまうけれど、そんな言うことを聞かない指も毎日やっていると、言うことを聞くようになってきます。脳とその指がつながったのです。すると楽しくてもっとやりたくなるんですね。

私はじつは二歳のとき手に大やけどをして、指がうまく動かなくなってしまいました。それをさすってさすって、触って触って動かして動かしてを七〇年以上も続けてきました。今では動かなかった指も動いて、ケロイドもほとんどわからないくらいになりました。心配しながら亡くなった母に見せたいくらいです。今でも毎日よくなっていく指をなでながら、あきらめなくてよかったと思っています。

足の指の大切さ

足の指、触ったことありますか。年配の生徒さんで、これまで一回も「そんな汚いところ」は触ったことがないという方もいました。自分の体の中に汚いところなんてどこにもありませんよ。足の指がなくては体を支えられません、歩けません。

足の指のあいだに手の指を入れて……入りますか？　お互いにぎゅっと力を入れて「握手」できますか。

足の指それぞれに「感覚」はありますか？　感覚がないというとき、「アタマの悪い指」になってしまっているんです。脳がサボってます。そのままゆ——っくりと足首を回してみてください。スムーズに円状に回転しますか。ぎくしゃくと四角くしか動けない？　ひょっとしたはずみで何かにつまずいて大腿骨を折ってそのまま寝たきりに、というお年寄りは多いのですが、その予備軍になっている可能性大ですよ。

現代の日常生活では体全体を使う機会はほんとうにありません。

動かさなければ、体は老化していきます。若くたって体は弱って固まっていくのです。

第三章では、「一日せめてこれだけは」という「厳選きくち」体操をご紹介していきます。「きくち体操」はいろいろあるのですが、この章に出ている体操を毎日やってくだされば OK という基本の体操です。「きくち体操」のエッセンスを込めに込めた厳選の体操なのです。

どうぞ、この一五の体操を、朝起きたら、あるいは夜帰ってきたら、全部でなくてもいいから毎日何かしらやってみてください。

自分の体全体がうまくつながって、「うーーん、気持ちいい」に出会えるはずです。そして体の不調がどんどんとれていく心地よさをきっと味わえるはずです。

筋肉を育てる方法

「きくち体操」を見ていると、老若男女の生徒さんが床に転がって何か必死でやっていて、全然ファッショナブルじゃないと思う人もいるかもしれません。

スポーツクラブに行けば、今はどのクラブも生き残りをかけて、かっこいい流行のレッスンをとりいれています。ジャズダンス、ヨガ、ベリーダンス、フラダンス、コアマッスルトレーニング、ヒップホップなどなど、かっこよくてついでにやせるのならこんなにいいことはありません。私はそういうレッスンに楽しく参加するのには大賛成。体を動かす楽しさを味わうのはいいことですよ。

では「きくち体操」はそれらとどこが違うのでしょうか。

い、い、い、い、い、い、体を命ととらえている、ということです。かっこよさや、はやりもので体をとらえることはありません。体をはやりすたりで扱ってほしくないのです。体は命だからです。その命を支えているのは、筋肉です。そういうふうな目で自分の体を見たことがありますか。

筋肉がないと骨は動かせませんし、骨は育ちません。筋肉はないけど、骨は丈夫ということはありえないのです。

このごろは、食べ物だけでダイエットするのは健康によくないし、リバウンドしやすい、ということは研究されてきて、筋肉をつけて、基礎代謝を上げよう、ということを知っている人も増えてきました。筋肉は大変エネルギーを使うので、自分の重さやマシンを使った筋肉トレーニングで筋肉をつけると、体がじっとしていても使う消費カロリーが増えて太りにくい体になるというわけです。

食べ物によるダイエットで肝心の栄養も摂らなかったり、一日お腹をすかせて食べ物のことばかり考えているより、筋肉をつけてやせようというほうがまだいいかもしれませんね。でも、この考え方も、結局消費カロリーを増やすというところに力点が置かれている。関心はどうしても体重とか脂肪の話になっていきます。

「きくち体操」ではやせたとか太ったとかは重要ではありません。だってちゃんと体型も整っていくからです。

それより動かすことで、体中の筋肉が生きていくための仕事をきちんと果たせるように育っていくことを大切にしています。

カロリー消費のためではなく、命を育む筋肉本来の目的のために育てるのです。

当然、ただスタイルのためにそれぞれの筋肉をばらばらに鍛えるようなことはしません。体の各部の筋肉が骨とつながり、神経とつながり、脳とつながっていく、その結果として生きやすい、賢い体に変えていくのが目的です。

だから、筋肉を「鍛える」のではなく「育てる」という言い方をします。ですから、いくつの方でも筋肉を育てることができます。「もう遅い」はありません。

第二章　運動音痴はありません！　ほんとうの「動き」とは

「運動神経がない人」はいない

体操が嫌われるのは、もうひとつ、「トラウマ」の問題があるんです。筋力とか柔軟性とか言われるとほんとうに暗くなってしまう人がいます。

運動能力とスタイルに対する劣等感ってほんとうに強いもので、その人の人生の根本にいすわっていると言っても過言ではありません。

体を動かす、ということが好きでしようがない人がいるいっぽう、小さいころから運動が苦手で、体育の時間はいやでいやでしようがない地獄の時間だったという方は案外多いものです。

「運動神経が鈍い」「かけっこが遅い」「雲梯《うんてい》ができない」「跳び箱が跳べない」「後転どころか前転もできない」「ボールは一切怖くてとれない」「泳げない」「リズムダンスは覚えられないし一拍遅れる」

なにせ体育の時間は体の巧緻性《こうちせい》が重要で、「かっこいい」「かっこ悪い」という印象が一目瞭然ですから、できないということはほんとうにつらいし、できないのに「ぐずぐずするな」「お前は運動神経ゼロだな」「根性がないんだ」「そこっ、遅れるな」などと怒られると、ただでさえ劣等感で硬くなっている体がそれこそ縮み上がってしまいます。

「できなくてもいいんだよ。他の人とくらべなくていいのよ」

私が教えていた子供クラブでそう言って励ましたとき、運動神経が鈍いので心配したお母さんに連れてこられたお子さん本人が、

「お母さん、僕にも幸せになれる場所があったんだね」

と言ったのです。私は涙が出ました。この子はなんと長い間、小さな胸に、

「僕は鈍い。僕は運動はダメなんだ」

と思ってきたことでしょう。かわいそうに。そんなことはないのです。

「運動神経って誰にでもあるのよ。そうやって立ってるのだって運動神経よ」

「へええ」

このお子さんは教室に元気に通いだして、誰ともくらべられないし、上手にやらなくてもいいと言われ、安心して自分のできるところからとりくんでいくうちに、劣等

感がとれて、みるみる本来の能力を発揮しはじめました。元気に走って、跳び箱を跳ぶのも平気になったのです。

私の教室では他の人とくらべたりしません。がんばれ！　という言葉も心に向けて言っているのです。

体は誰にでもひとつだけ与えられています。しかもそのひとつは同じものがどこにもないのです。だから、くらべようがないのです。そして、私たちが生きていく道具は、この体以外にないのです。この体で生きていくのです。おわかりですか。ですから、鈍いとか、かっこ悪いとかはありえないのです。大切にして、今日より明日、明日よりあさってと、動かし育て続けていくと、体は驚くほどしっかりとよくなっていきます。

体操が嫌い、運動が苦手になるのは、ひとつには、人とくらべられるからですが、もうひとつ、「じゃ、どうしたらいいのか」という、確実によくなる方法を教えてもらえないからです。

「きくち体操」にやってきた大人の生徒さんも、はじめは、「運動神経が鈍い」「生まれつきスタイルが悪い」「体が硬いのは遺伝だ」なんて言っていたのが、ちゃんと変わっていき、自分に自信をとりもどしていくのです。

「先生、私、この年になって、今が一番人生で体が柔らかい」と感動する五〇代の方がいます。五〇歳過ぎて体が柔らかくなってもしようがないだろう、と思いますか？

「先生、私今、人生で一番やせてスタイルがよくなってる」と言う六〇代の方がいます。ついこの間までどっから見てもものすごい「おばちゃん」だったと述懐しながら。

この方だって六〇になってきれいになっても仕方ないだろうと思いますか？

それはあなた自身が変わってみればわかります。

「私って、本当は運動神経あったんだ」

いくつになっても人は変われるし、その変化は人生を変えるほど幸福なものです。人さまがどうであろうと関係ないのです。変えないで生きたらもったいない。あなたが変われば、その喜びがわかります。

子供たちにほんとうに教えなくてはいけないこと

私は体操に関わるようになって、もう五〇年余りになります。このごろ「きくち体操」が社会的に知られるようになり、忙しくなってきました。「私の人生、晩年が一番忙しかったのね」とふざけて言うと、「先生、晩年なんてまだ早いです」とスタッフに叱られます。

かつて私は中学校で体育を教えていました。でもバレーボールがうまくできるかとか、走り幅跳びが上手に跳べるかということも大事だけれど、生徒には、一生、この体で生きるということ、体は命そのものだということ、自分が心をかけて手をかけて動かしていかなければ育たないということを教えることこそがほんとうの保健体育の目的ではなかったかと、今の私はつくづく思います。

看護学校で教えていたときも、新学期を迎えるたびに年々学生の体が弱ってきていて、それはまさに日本の社会の縮図を見る思いでした。まだ一八歳の若者が、長座の姿勢がとれなくて、だらーっと壁によりかかってしまう。そういうのが普通になっている現実。これは大変なことになってしまっていると危機感を覚えました。

「あなたの体は、手は、足は、胸は、関節は、こうできていて、だからこう動かすとこんなにいろいろなところがつながりあって、助けあって動くようにできているのよ。しかも動かさなければ新しく生まれ変わる力も病気とたたかう力も育ってこないのよ。人は動かさなければ生きていけないようにできているのよ。わかった？　運動が好きとか嫌いとかの問題じゃないの！　大事にしようね、この体で生きていくのよ。動かしてね、感じてね」

この考え方は、大人も子供も区別なく、動かすことを通して細胞レベルで伝わっていったと思います。

形でも技でもない

「こういう形にならないとダメ」というのが体育の授業です。台に乗って前屈したら台より下まで手が伸びないと点数が悪くなるとか……。

でも、「きくち体操」では他の人とくらべることに意味はありません。そりゃ、あなたの隣の人が、ぐんと脚が開いてぴったりと胸が前の床についてて腕がすんなり伸びているなんていうのを見ると羨ましくなるでしょうが、それはその人の体で、あなたはあなたの現実の体を見る。そしてあなたの体が動かすことで、今日はここまではっきりしたな、とそっちに意識を向けてください。

自分の体のことだけ考えていればＯＫなのです。

形を目的にすると、とりあえずその形に近ければいいとなりがちですが、長座で前屈できていたって、ひざが浮いていたらダメだし、開脚もひざが天井を向いていなかったらダメ。脚は七〇度しか開かないし、前にも三〇度くらいしか倒せなくても、がんばらなくていいんです。ひざ裏がぴたっと床につき、内ももの筋肉に意識がいって力を入れることができればＯＫ。

はじめは長座の姿勢で片脚を床から持ち上げられなかった、三〇度くらいしか開脚できなかった男性が、一年経った今、自分の脚を持ち上げられるようになって、しっかり開脚しているのを見ると、「継続は力、必ず体はこたえてくれる」とほんとうに嬉しくなります。

間違いだらけのスポーツ習慣

スポーツ大好き、健康生活を送っているという方も増えてきました。

「歩くのは全身運動なんだろ、僕は歩いているから大丈夫」……のはずが、歩きすぎてひざやら腰を痛めて教室に相談に見えます。ただ歩数や距離だけを目標に歩いているのでは、腰やひざを痛めると思います。歩くのは心肺機能に有効ですが、全身の筋肉に力をつける運動ではありません。

私の講演会にはスポーツクラブに通って筋トレにはげんでいるという方も見えます。

そういう方ははじめは「きくち体操」に半信半疑です。

自分のやっているトレーニングとどこが違うのだ、という気持ちのようです。鍛えた筋肉や一八〇度近く開く脚がちょっと自慢そうです。腹筋の体操だって知ってる知ってる、前屈だってやってるやってる、なんだ、ありきたりの体操ばかりじゃないか……。

でも、「きくち体操」の基本の、手の指を足の指のあいだに入れて「握手」という動きになると、「足の指のあいだに手の指を入れるなんて痛くってできない」と驚いてしまいます。

「足の指は全身を支える基本。そこから足首、すね、ひざ、太もも、さらには背骨、脳とつながっているんです」と言うと、「今までそれぞれの筋肉別に鍛える方法をとってきたけれど、そういう全体としてとらえる目は持ったことがなかった」と言います。

筋肉には自信ありという方の体はいかにも筋肉が発達しているけど、それはファッショナブルな洋服でも着ているかのよう。自分の体に意識がいきわたって、その方の顔、頭からつながってトータルでその人という体になっている方は少ないな、と私は思っているのですが。

だから、スポーツを続けているから安心、とはいかないのです。

もちろん、真面目にトレーニングを続けている方は尊敬に値します。でも、体がよくなっているか、その方の脳と体の連係がうまくいく体、「きくち体操」で言うところの「アタマのいい体」になっているか、ということとは別なのです。

トレーニングをしていても、自分の足の指には関心がない、自分の体を命としてとらえて動かしていない、毎日何千歩歩くとか、何回腹筋をやったとか、そういうことで健康習慣を持っていると誤解してしまっている方もいるのです。そして、まったくの運動初心者でないだけに、体に対して素直になれない残念さもあります。どうも偏った体になってしまっていることに気がつかない方もいるのです。

どうか、せっかくの運動習慣を、脳と体の対話を中心とする時間にも振り向けてください。そうすればもともと真面目で熱心な方々なのですから、どんなに気持ちのいい体を手に入れられるかわかりません。

スポーツは体に悪い？

学校のクラブ活動や、スクールのアマチュア選手、あるいはプロとして、スポーツをやっている人たちが大勢います。この方たちが必ずしも健康体でないのは、試合に勝つためや、技術を向上させる目的のために体を鍛えるからです。そのために、アンバランスな体がつくられて、後遺症として引退後も体の不調を抱えている方の話をよく耳にします。

そう、選手になると、一般の人にとってはおおごとである怪我や病気が、「故障」というまるで機械のような言い方に変わります。人間の体に対するとらえ方が違ってしまうのです。「勝てたら死んでもいい」と思うほど、勝ちたいしうまくなりたい。その気持ちは、私も卓球選手でしたのでよくわかります。

若いころ○○の選手だったから、健康には自信がある、という言い方がよくされますが、昔やっていたからといって、その人の体が今でも健康であるという根拠にはならないことがおわかりでしょう。

いっぽう、スポーツで体を丈夫にしようとするのはいいけれど、自分の体には筋肉が育っていない、という自覚のないままいきなりはじめたせいで、ひざや腰、肩を痛めたり、さまざまな怪我をして私の教室にいらっしゃる方たちがほんとうに多いのです。

そもそも体は使いすぎれば痛むし、使わなければ弱る。人間はそういうものなんです。

年をとってまで、体自慢ですか？

講演会に、鍛えた体が自慢というお年寄りが参加されることがあります。体はムキムキで、いつもジムに行ってマシントレーニングをしているし、〇〇マラソンにも出ると自慢そうです。他の人たちを見回して「ふん、どんなもんだい」という様子。私の話は耳に入らず、ただ自慢しにきているようです。

こういう年のとり方しかできなかったんだなあ、この人は。

失礼だけど、そう思ってしまいました。ただ人とくらべて自分はこんなに筋肉がついている、走っているし、バーベルも持ち上げる。まだまだ人には負けないぞ、という比較だけ。

「ありがたいなあ、この体で生きてきたなあ、このへんの筋肉は思うとおりにちゃんと働いてくれるかな」という意識を体に対して向けたことがないから、体とアタマはきりはなされている。

年をとったら、若い人からも学んで、できれば、若い人の役に立てることはないか、と考えたり、謙虚に生きていこう、という姿勢はまったくなくて、ただただ、「どうだ、オレは若いだろう」「他のヤツは鍛えてなくてまったくダメだ」ということばかり。

「それがどうしたの？」

周囲はひそかにそう思っていることに気がつかない。

年齢なんて、若く見せようとして引く必要もないし、えらぶろうとして足す必要もないものです。多少若く見えようが、年は年。若く見えて、それがどうだというのでしょう。

日本の年寄りはいつのまに、そんなに知恵のない老人になってしまったのでしょう。

若いままであることだけが自慢なんて、そんな年のとり方しかできなかったのでしょうか。

「きくち体操」は体自慢になるための体操ではありません。いただいた体、命を粗末にせず、感謝してできるかぎり磨いて生きていく、そのための体操なのです。生きていること全体の質を高める体操なのです。

筋肉を育てる日常の習慣

「きくち体操」では「お腹を引く」は基本です。

お腹を引っ込めることです。

立つときも歩くときも「お腹を引いている」だけで、お腹の筋肉に力がつくからです。お腹が出るのがいやとか、やせたいとか言っている人は「絶えずお腹を引く」をやってごらんなさい。毎日やれば二週間で変わります。姿勢に力が出てくるから、立つ、座るがらくになるし、腰のあたりに力が入るようになるから歩いていても身が軽くなります。そして、お腹が締まってきます。はじめはなかなかお腹を引くのはつらいし、息ができないような気がしたりして面倒ですが、二週間を境に効果が出てくると、はずみがついて、お腹を引かないと気持ちが悪くていられないようになります。

こうして、腹筋が育っていくのです。

一日中、どこかしら筋肉を育てようと意識していることです。使っていないところはないかな、伸ばしてみよう、動かしてみようと、絶えず心がけていること、それで体は変わってきます。

これが「きくち的生活」で、「きくち体操」は生活の中に人生の中に、いつでもある習慣なのです。

座っているだけでヒップアップ

スタイルとか筋肉とかは、その部分だけの問題ではないことがわかっていただけたと思います。体はつながっている、というのはそういうことです。だから、「あれ、足首をていねいに回していただけなのに腰痛が治ってきた」ということが起こるのです。全部、つながっているからです。「きくち体操」には、体操をすることでまったく違う場所をよくしていく知恵がたくさんあります。

「座っているだけでヒップアップ」という意識の使い方があります。

第三章の「厳選きくち」にある、①長座の姿勢です。ただ脚を投げ出して座るだけ、なんですが、これにはものすごく太ももの力がいるのです。まず投げ出した脚の足首を手前にぐっと折り、脚の裏側を伸ばします。意識を太ももに向けて力を入れながら、太ももの裏側の余った脂肪を手を入れてじわーっとお尻のほうに持っていきます。そして、お尻の両脇に流れてたれている（でしょう？）脂肪をそれぞれのお尻の後ろに寄せるように持っていきます。じわー、じわーと、よいしょよいしょとお肉を動かして、またぐっと太ももに力を入れてひざの裏に意識を向けて床につける、ということをやっていると、「座っているだけなのにいつのまにかヒップアップ」するのです。

ヒップアップしたいと思ったら、バーにつかまって脚を振り上げるなんてことをしなくてもいいんです。立っているときお尻の筋肉に意識を向けて、寄せて力を入れる、座っているときは余ったお肉をそーっとお尻の後ろに流すように移動させて、意識を向けてお尻の筋肉を寄せて力を入れるという習慣をつけるだけで、どんどん変わっていくのです。

O脚はお尻の筋肉で直す

O脚はお尻の問題です、と申し上げたら「え？」と驚かれるでしょうね。体の形はその部分の筋肉や骨だけの問題ではありません。

教室にO脚の方が来ました。O脚のことはあきらめていると言います。

「だって先生見てくださいよ、ひざが全然つかないんですよ」

たしかに、その方は脚のつけ根からずっと脚が開いていて、ひざもすねも大きく開いています。O脚でかっこ悪いというだけでなく「なんだか昔から歩きにくくてつらい」とのことでした。

「ほら」と言って見せてくれるその脚は、彼女がどんなにふんばってひざを寄せようとしてもほんのちょっとしか動きません。ふくらはぎなんて、もうぜったいにつくことはないとばかりそっぽを向いています。

私は後ろにまわってお尻を見てみました。案の定！です。その人のお尻は大きくたれているのです。お尻が四角く下がっているのです。

私は言いました。

「ちょっと、肩甲骨を一ミリ下げて、お腹を引くという『立つ姿勢』をとってみてね。そして、両方のお尻の筋肉を力いっぱい寄せてみて」

「はい」

「それでひざをつけてみて」

「え？ ついた」

そうお尻の筋肉を寄せることでひざは寄るのです。太ももや股関節あたりに力を入れて、ひざにもぐんと力を入れてもつかなかったものが、お尻の筋肉を思いっきり寄せるとつくのです。

「だって、O脚ってお尻の問題だもの」

お尻を支える大きな筋肉が大臀筋《だいでんきん》です。この筋肉が下肢を支えているのです。この筋肉が弱ると、お尻も下がるけど、その下の脚が力を失い、広がります。脚をまっすぐにしておく筋肉が弱っているからです。

この方、それから一ヵ月ほどでしたか、毎日、「お尻お尻」と意識をしていたそうです。立つときは肩甲骨を一ミリ下げ、お腹を引く、そしてお尻の筋肉を寄せる、座るときもお尻を寄せる。歩くときもお尻に力。次にお会いしたとき、

「先生見てください、私、まだ一瞬なんですけどふくらはぎもつくようになりました」

彼女がお尻を寄せると、脚がまっすぐすんなり伸ばせるようになっていました。脚の四点、股間のすぐ下、ひざ、ふくらはぎ、かかとがきれいについています。ふくらはぎをつけるにはまだ、相当意識がいるんだ、と言っていましたが、あの、外側へ外側へと曲がっていた脚が別人のようです。O脚矯正に何十万円もかけないでも、自分のお尻がO脚を直してしまったのです。

そしてすごくお尻が上がって、お尻に筋肉がついているのです。

「脚ってお尻だったんですねえ」

とはその方の述懐です。

これは本当はないしょなんですよ。

体がよくなるという喜び

「きくち体操」は今の自分より少しでもよくなるため、よりよく生きるための体操ですから、何か特別な上達が見えるというものではないのですが……確かな実感がわいてきます。自分の体がよくなってきている、とわかるのです。

やせたとか、サイズが変わったとか、筋肉がついた、前屈で頭がついたなどという目に見えることだけでなく、脳からの指令がすみずみまでいきわたって有機的につながったすごくいい体になってきているという自信、幸福感が「きくち体操」の魅力なのです。

自分の体はこれひとつしかないなあ、という愛おしさ、自分の体マニアになる楽しさがわいてくるのです。

結果的に驚くほど、みんなかっこよくなります。一言で言うと若くなります。

スタイルはよくなるし、筋肉がついてくるし、なんだか全体がサマになってくるんです。何も、長く通わなくても変わるんです。体操が終わると、血流がよくなったせいか、色白になって、来たときより一〇歳くらい若返って帰っていきます。

少なくとも、教室に長年来ている方の年齢はすぐには当てられなくなるようです。

「魅力のある体」になる

「きくち体操」で体を動かしていくと、みなさんとても体の動きがスムーズになり、自然と締まっていきます。

「きくち体操」は一見、そんなに激しい動きには見えませんが、自分の体をよくしたいという思いを込めて意識しながら動かすので、激しく動いた以上にエネルギーを使うのです。

だからちゃんと整ってくる。

この本で紹介しているように、見た目はシンプルで、簡単に見える体操です。腹筋何十回！なんていうわけでもないのです。

「きついー」という人もいるけれど、それはあまりにも今まで意識したことのないところに意識を持っていって動かすからです。意識したことのない場所は、確実に弱っているからです。

全身のすみずみまで、触って動かして、そこの筋肉や骨や皮膚に意識を集中する。すると、脳にちゃんと伝わっていって、ちょっと草ぼうぼうでさびていたような線路が生き返ってきて、なら栄養も運んだほうがいいじゃないか、途中の老廃物も掃除してちょっときれいにしようじゃないか、という話になるのかどうか知りませんが、みるみる生き返ってくるのです。

生き返ってくれれば、その人の体本来の美しさ、健康がよみがえってきて、よけいな脂肪はなくなるし、アタマのいい筋肉が育ってきて、すごくすごくきれいな体になってきます。

ただ細い、ただやせているんじゃなく、かといって「鍛えたでしょう」という感じのムキムキではなく、有機的に自然に、すみずみまで神経がいきわたった体に変わっていくのです。「魅力のある体」ということでしょうか。

ナルシストになることの気持ちよさ

「きくち体操」をして、自分の体の筋肉を感じて伸ばしたり力を入れたりして、「今日もちゃんと元気ですか」と心の中で語りかけているときは、まったく自分のことだけを考えている時間です。

「ここんとこ、伸ばしてみようかな。ここんとこ力入れるとどうなるのかな」

「へええ、私の体ってこうなってたんだ」

なんて、自分の体探検です。自分の体の調査隊です。

自分の体への「興味本位」の時間です。

よく「自意識過剰」っていう言い方しますよね。あまりいいことには使わなくて、自分なんてたいしたことないのに、自分のことばっかり気にしてて、ちょっとしたことで傷ついたとか大騒ぎするようだと「あなたは自意識過剰よ」となります。

同じように、自分のスタイルや顔が気になって気になっていつも鏡を探している人もいます。ショーウインドウがあると必ずそこに自分を映してみて「もう少し脚が長かったらな」とか「胸がもう少し大きければかっこいいんだけど」なんてあれこれ思っている。これも自意識過剰。

でも、こうやっていつも鏡で自分のことを見てばっかりいる人がいる反面、ぜんぜん、自分のことを見ない人もいます。「どうせ私なんか」とか「いい年をして鏡ばっかり見るなんておかしい」とか言って、自分のことを捨てちゃっている。

そして、たまにデパートやスーパーで柱や壁の鏡に映っているさえないオバサンやオジサンが自分だと知って仰天し、なんとかしなくっちゃ、と思うわけです。

美容院へ行ったり、服を買ったりするときも自分のことだけ考えているのですが、それは、人目にふれて大丈夫な自分ということです。おいしいものを食べているときも自分のことに集中していますが、いっぽうで、太るんじゃないかしらなどと心配しながらですし、それを毎日食べるわけにはいかないのです。

「きくち体操」は、誰に見せるのでもありません。自分のために毎日やっていいのです。

「こんなに自分のことだけ考えていていい時間って今までなかった」

と思うでしょう。自分が自分を自分で楽しむのです。自分を愛する時間です。考えてみれば、こんなに自意識過剰なことってないですよね。

思う存分、自分のことを考えてください。自分の体のことを考えてください。

体はひとりにひとつずつ分け与えられています。ものすごくよくできているんです。

「ええ、こんなことできちゃう。おもしろーい」

「あ、動くようになった、たのしーい」

「ううむ、このねじる動きの気持ちよさ。誰にもわかんないよね」

「え、え、私ってこんなはずじゃなかったのに（いい意味でも悪い意味でも）」

という心の中の、体との対話を楽しむ時間なのです。

自分のことだけ考えて時間が過ぎる。そして、それが今日の健康、明日の健康に確実につながっていく……こんな素敵なナルシシズムはないですね。

体はあなたの命そのものです。

人生を変える「体意識《からだ》過剰」

「『きくち体操』をはじめたら、一日中、自分の体のことばっかりに意識がいってしまって、『体意識過剰』になってしまったんです」という生徒さんがいました。

え？　「体意識過剰」？

私は何ていい言葉だろうと思いました。

「きくち体操」で体をぐーんと伸ばす、動かす、力を入れる、回す、ぎゅーっと押す……などで使われる筋肉を意識する。すると脳のその部分が賢くなります。使えば若返ります。

「きくち体操」がスポーツと違う点は「技の上手下手」「勝ち負け」がまったくないことです。いわゆる体操ではない、対話……体との「体話」なのです。

人の気持ちを焦らせたりくさらせたりする「比較」や「成果」とは無縁です。

そんなことより、自分の体がよくなっているという喜びに、ほんとうに毎日が変わるし、人生そのものが変わっていくと言っても過言ではありません。当たり前すぎて、これまで体のことをほうっておいたんだなあ、こういう人生を選んだのも元はと言えば、体に意識を向けることを知らなかったからだなあ、と思い至ります。

体がよくなると、不思議な自信に満たされていくのです。

「きくち体操」は自分との「体話」。思いっきり体意識過剰、ナルシストになっていいのです。

体、この確かなもの

私が教室で動いているのを見て、「先生すごいなあ、どうしてそんなに体が柔らかいんですか」と生徒さんがおっしゃるので、「あなたたちより年とってるからよ。つまり、それだけ長くやってるからよ」と答えます。そう、「きくち体操」では「年をとるほど、もっと体はよくなる」わけです。だから私は、生徒さんに言います。

「もう少し待っててね、あと一〇年もするともっとよくなってるはずだから」

「ええーっ、年をとるほど体は硬くなるっていうのが常識だと思ってました。逆なんですね」

「あらどうして？　長くやればやるほど効果が出るというほうが常識じゃない」

「え、あ、そういえばそうですね」

と大笑いになってしまいます。どっちが「常識」でしょうね。

ある病気には手術しかないと言われたり、もう一生じっとしているしかないと言われたり、さらには「治らない」と言われたり……。でも、「きくち体操」には答えの実例がたくさんあります。常識がひっくり返ります。

私は宗教家でも医師でもないですから「治ります」なんて絶対言えませんし、言ってもいません。でも、「もうこうなったら『きくち体操』しかない。『きくち体操』だけは信じられるんです」とすがるような思いで通ってきたさまざまな症状の方たちが、自分の必死の努力で動かして、改善していくのを目の当たりにしてきました。

リウマチの方、糖尿病の方、椎間板ヘルニアの方……。後遺症を抱えた方も、生まれつきの障害を抱えた方も通ってきました。

でも、前述のように私ではなく、その方たちが自分の努力で改善させたのです。

いつのまにか、体が硬かった人も柔軟になるし、あんなにたっぷりしていた脂肪もおさまるところにおさまって、曲がっていた脚はすんなりするし、できなかった姿勢が楽にとれるようになります。

「やれば変わる！」

「動かせば変わる！」

体は必ずこたえてくれ、こんなに確かなものはありません。

人生にはさまざまな課題……仕事や勉強や子育てや人間関係など、研鑽《けんさん》をつんでがんばっていかなくてはいけないことがいっぱいありますが、なかなか思うようになりません。しかし、あらゆる努力のなかで、体だけは、必ずこたえてくれる。

だって、体はあなた自身ですから。

「何があっても体だけはこたえてくれる」

「ここに幸福になれる確かな方法がある」

「自分の体が好き、自分が好き」

このことが実感できると、みな変わってきます。気持ちも前向きになるし、なんだかその人が明るく輝いてきます。

「きくち体操」の教室が不思議な明るさに満ちているのは、集まった方々のその「気」が満ちているからかもしれません。

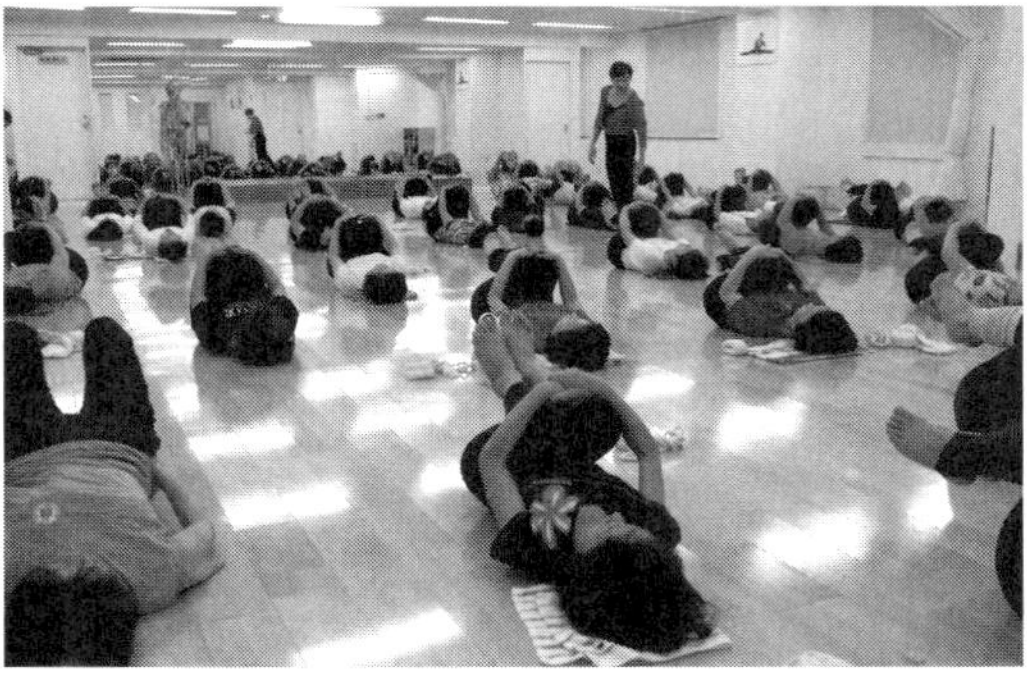

第三章　「厳選きくち」——基本の「きくち体操」一五の動き

がんばらないで毎日やる動き

せめてこれだけは、毎日やってほしい！という動きを紹介します。この動きをすることで、体を動かすことの面白さ、快適さを味わっていただけるはずです。

「きくち体操」の基本は、「動かしている筋肉に意識を向けること」「すべてをあわてないでゆっくり時間をかけて感じとりながら行うこと」です。動かしている筋肉にしっかり意識を向けると、おのずからゆっくりになるのです。無意識に動かしても体は動かせるけれど、それは、ただ周囲につられて動いているだけで効果のない形だけの動きになってしまいます。本人はやれているつもりでも筋肉は育っていません。

回数は決められていません。自分の体の調子を見ながら、もう一回やれるかな、なら、そのもう一回をやって様子を見る、ということです。目標一〇〇回だ、なんてがんばらないでください。できるできないより、動かしている部分のことを考える、意識をつなげることのほうが大事なのです。

では、はじめましょう。一五分から三〇分。一部でもＯＫ。朝と夜やれれば理想的。

① 座るって、太ももの力だった——長座の姿勢

まず、両脚を前に出して座ります。「長座」の姿勢です。

「そんなの簡単」……とやってみたけど、あらら、後ろに手をつかないと座れない人が。背中に力を入れて上体を前に持って来ようと力んでもうまくいかないでしょう。まず、太ももに力を入れてみてください。自然に上体が起きてくるでしょう。太ももは腹筋や、お尻の筋肉につながっているからです。座るっていうのは単にお尻で座るって思っているかもしれません。腹筋の力だと思うかもしれません。それはそうなんです。でも、まずは意識を太ももに向けていってください。

太ももを床に押しつけて太ももで体を支えます。飛び出したひざを床に押しつけるように。足首を手前に折ります。かかとを押し出すようにして、足先を手前に引きます。脚の裏側（ふくらはぎ、ひざの裏）が伸びるのを感じましょう。ひざの裏と床のあいだに指を入れてみる。結構入っていくでしょう。それは「ふだん、あなたのひざ

長座の姿勢

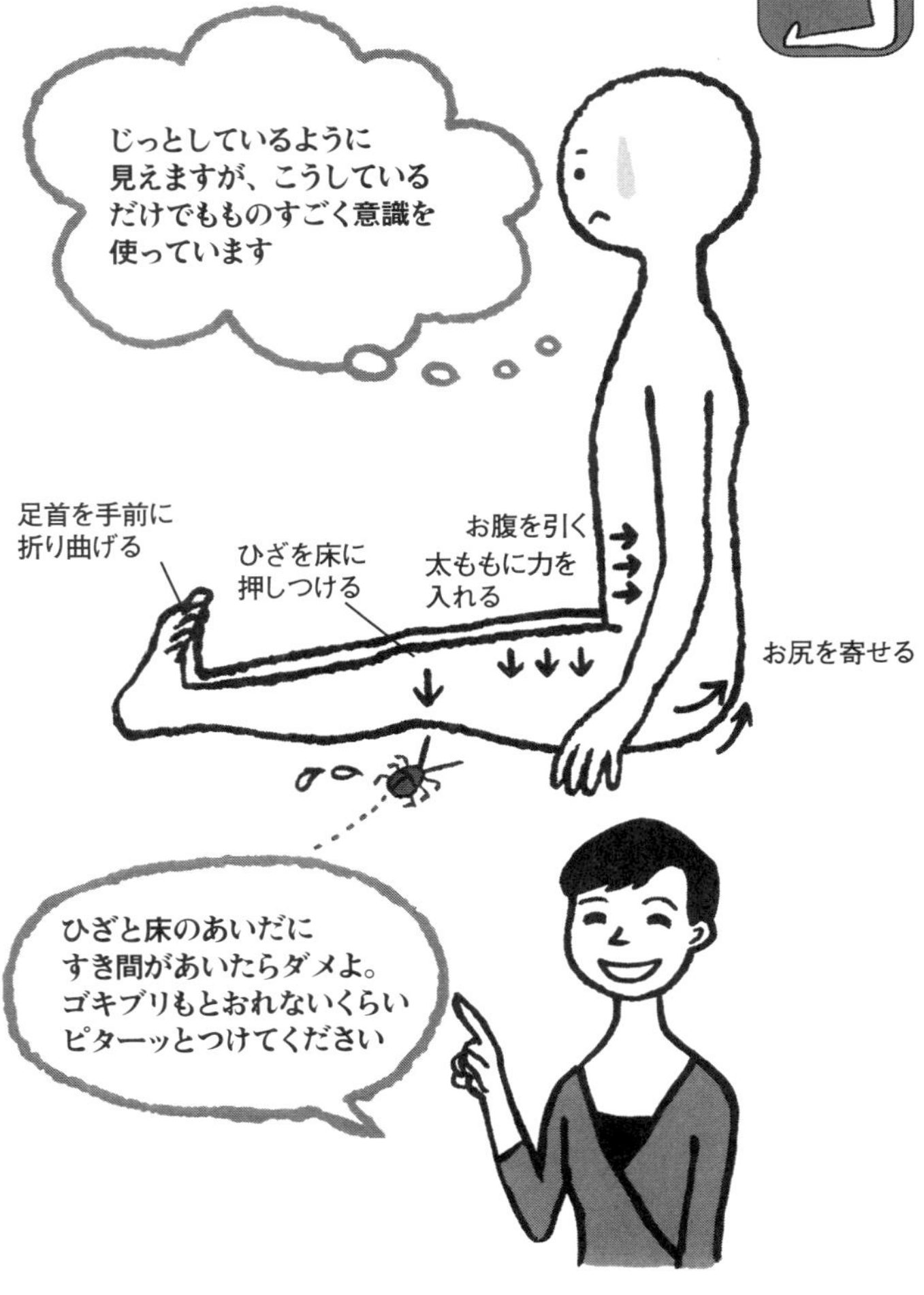
じっとしているように見えますが、こうしているだけでもものすごく意識を使っています
足首を手前に折り曲げる
ひざを床に押しつける
お腹を引く
太ももに力を入れる
お尻を寄せる
ひざと床のあいだにすき間があいたらダメよ。ゴキブリもとおれないくらいピターッとつけてください

は曲がってるよ」ということです。「そういうことか」と思ったら、ひざの裏に意識を集中して、手で触りながら、日ごろ考えてもいなかったひざの後ろの筋肉を床におろそうと思ってみましょう。ひざの裏が床にぴったりつく。「どんな狭い隙間にも入り込むあのゴキブリすら入れないくらい」を目標にしてください。

太もも全体の筋肉が引き締まれば、脚の裏側も使え、お腹の筋肉も引き締まり、そして上体をまっすぐ支えていることができるのです。

たかが、座るだけでものすごく筋力がいることがわかるでしょう。

はじめは背が丸まってもいいので、まずひざの裏を床につけることを意識してください。

この体操をすると翌日、山登りをしたわけでも、うさぎ跳びをしたわけでもないのに太ももが痛くなるかもしれません。そのくらい効果があります。

この体操のもう一つの効用、それは「ヒップアップ」。え、座ってるだけでお尻が上がるわけないだろう、と思うかもしれませんが、横に広がった脂肪がお尻の後ろに戻って、かっこよくなってきます。太ももに力を入れて座りながら、ももの横に落ち

座っているだけでヒップアップする方法

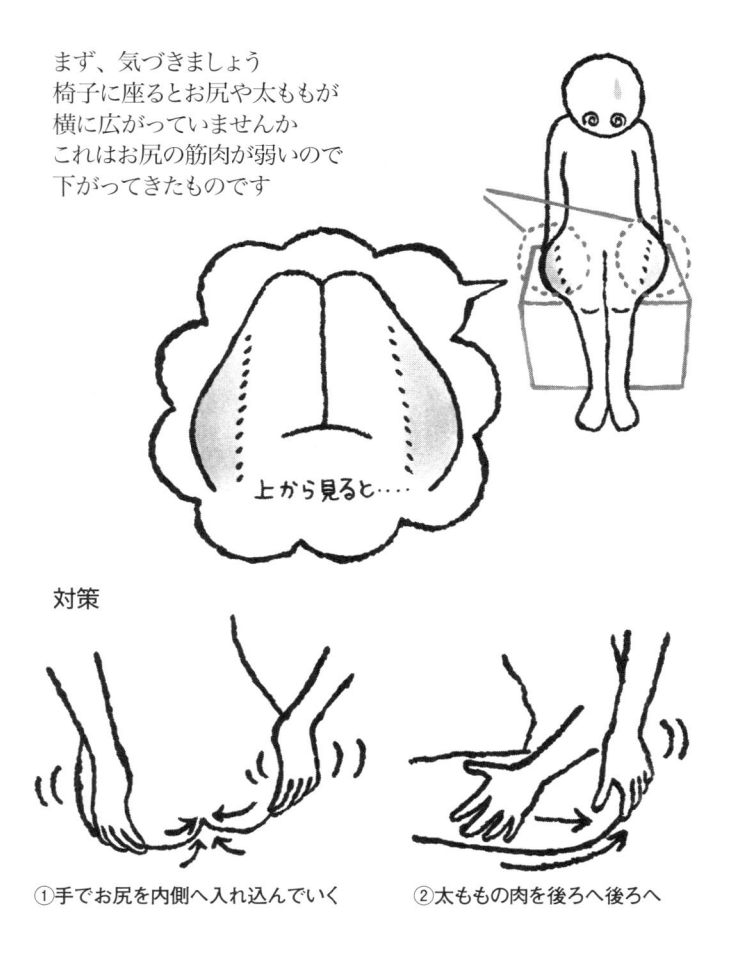

まず、気づきましょう
椅子に座るとお尻や太ももが
横に広がっていませんか
これはお尻の筋肉が弱いので
下がってきたものです

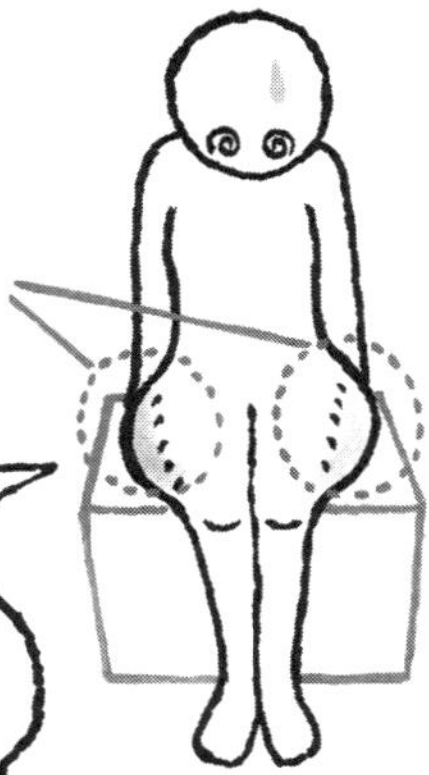

対策

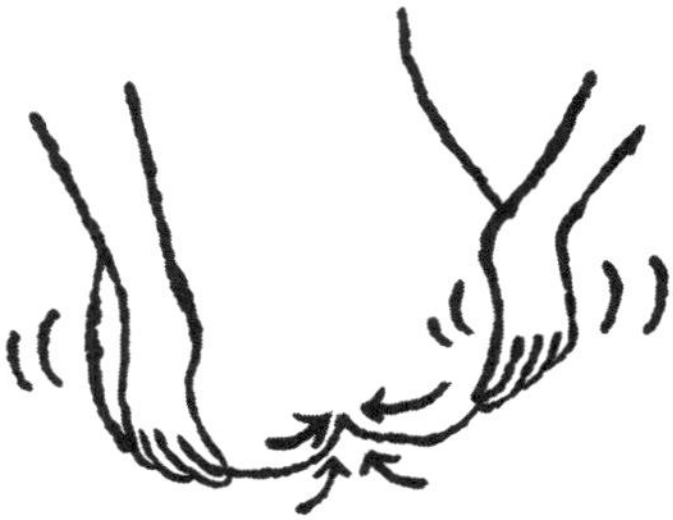

①手でお尻を内側へ入れ込んでいく

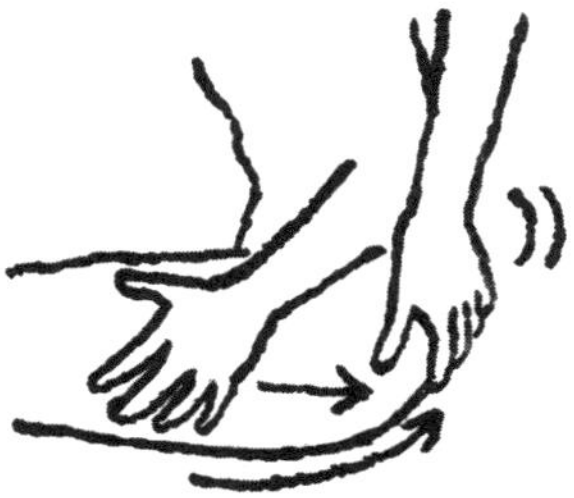

②太ももの肉を後ろへ後ろへ

てきている脂肪を手でしっかり触って後ろへ後ろへ、座ったお尻の両脇にたれている脂肪も手で内側に押しこむように、じわーじわーっとお尻を左右に動かしながら移動させます。まわりに座ぶとんのように広がっている、その脂肪をすべてお尻の後ろに移動させるのです。「ああ、今まで広がってた」とか「寄ってきた」という感覚を使えないと、お尻の筋肉は育ちません。

太ももの筋肉は、前側はお腹、後ろ側はお尻につながっている、私たちの体のなかで、もっとも大きい筋肉です。なんでこんな大きな筋肉が必要なのか。その筋肉で上半身全部を支えているからです。太ももが弱くなると、それにつながるお尻の筋肉も当然弱くなって、お尻が横にずり落ちてきます。お尻がももの横に広がってきたなと感じたら、股関節や腰も弱って、もう赤信号なんですよ。

ひざがちょっと出て、背中を曲げ、首を突き出して歩く人が増えてきました。若者にもいます。太ももの力が衰えている証拠です。ももの筋肉って、ほんとうに大事なんです。なぜかって？　太ももの筋肉はお尻の筋肉でもあり、お腹の筋肉でもあるからです。太ももに力がつけば、お腹やお尻の筋肉にも力がつくのです。ひざの裏を伸ばすこと、立つこと、歩くこと、走ること、すべてももに力がなければ、ちゃんとできません。

この動きは十分に太ももに意識がいきわたり、お腹もお尻もしっかりと使えたなあと感じられたら、終了。終わるとなんだか脚が長くなっていますよ。

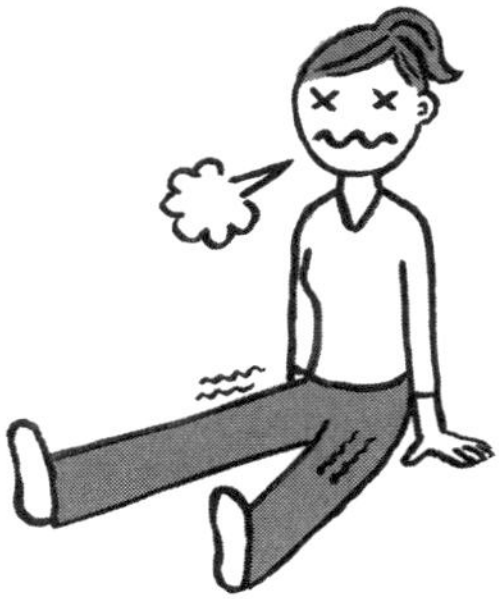

② 足の末端はすべてにつながる――足の指のグーとパー

私は毎日朝晩、自分の足の指や足の裏をじっくり見て、触って、動かします。

この足の指がなかったら、体を支えられないし、歩けないのです。ですから、「今日も一日よろしくね」「今日も一日ごくろうさまでした」と声をかけています。

足の指が弱くなると、体全体が弱り、転びやすくなります。

足の指をしっかりと触り意識して動かすと、血行がよくなりむくみがとれて、足がほっそり、いきいきします。「きくち体操」では、足の指は必ず動かしますが、教室が終わって帰るときには、来たときよりも足がほっそりしているんですね。それで、ちゃんと自分の靴をはいているのにゆるく感じて、「あっ、靴、間違っちゃった」って、ほかの人の靴をはいて帰る方も出てきます。

自分の足を改めて見ながら触るだけでも、足が生き返って元気になっていくはずです。

足の裏をじっくり見て触って動かす

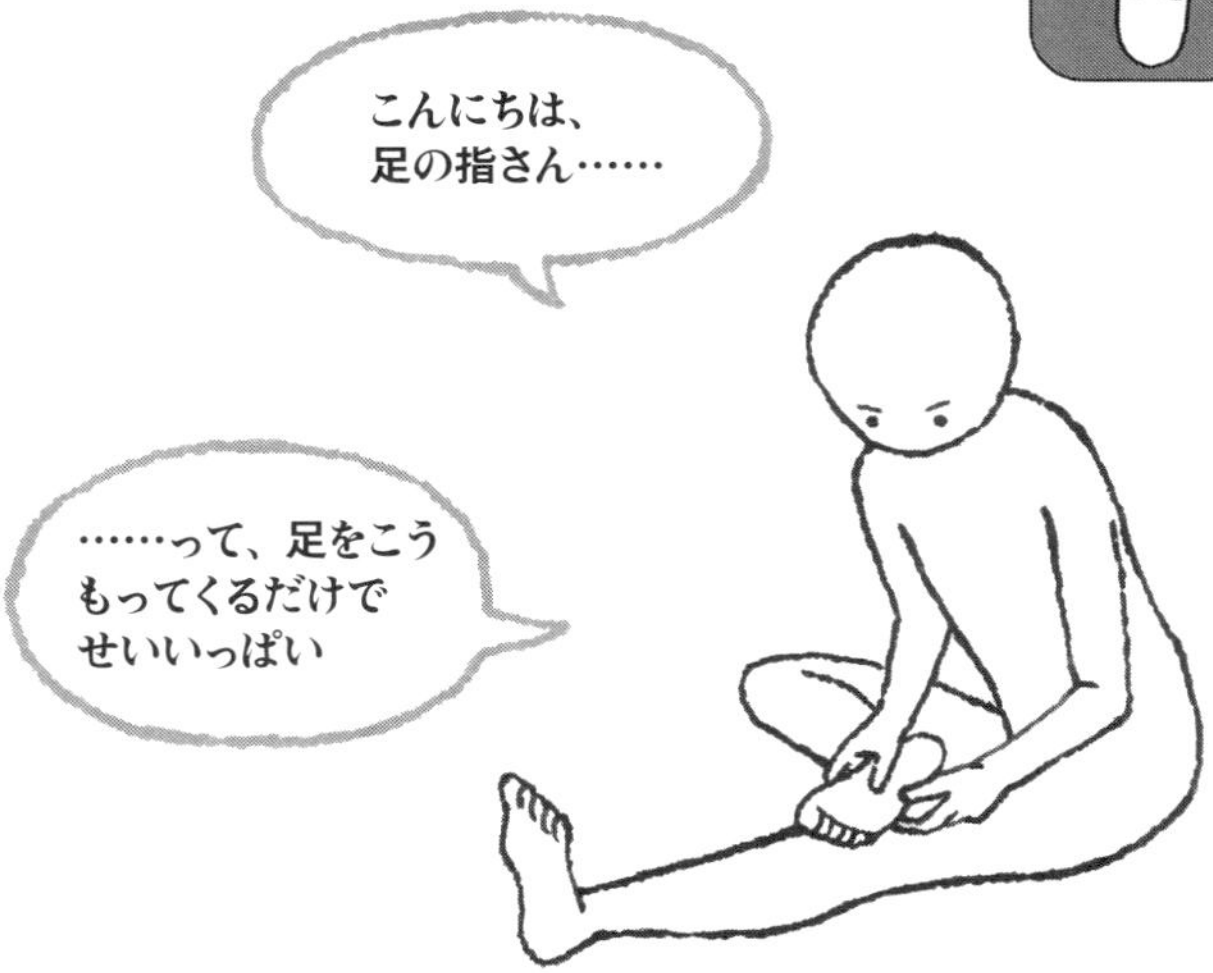
こんにちは、
足の指さん……
……って、足をこう
もってくるだけで
せいいっぱい

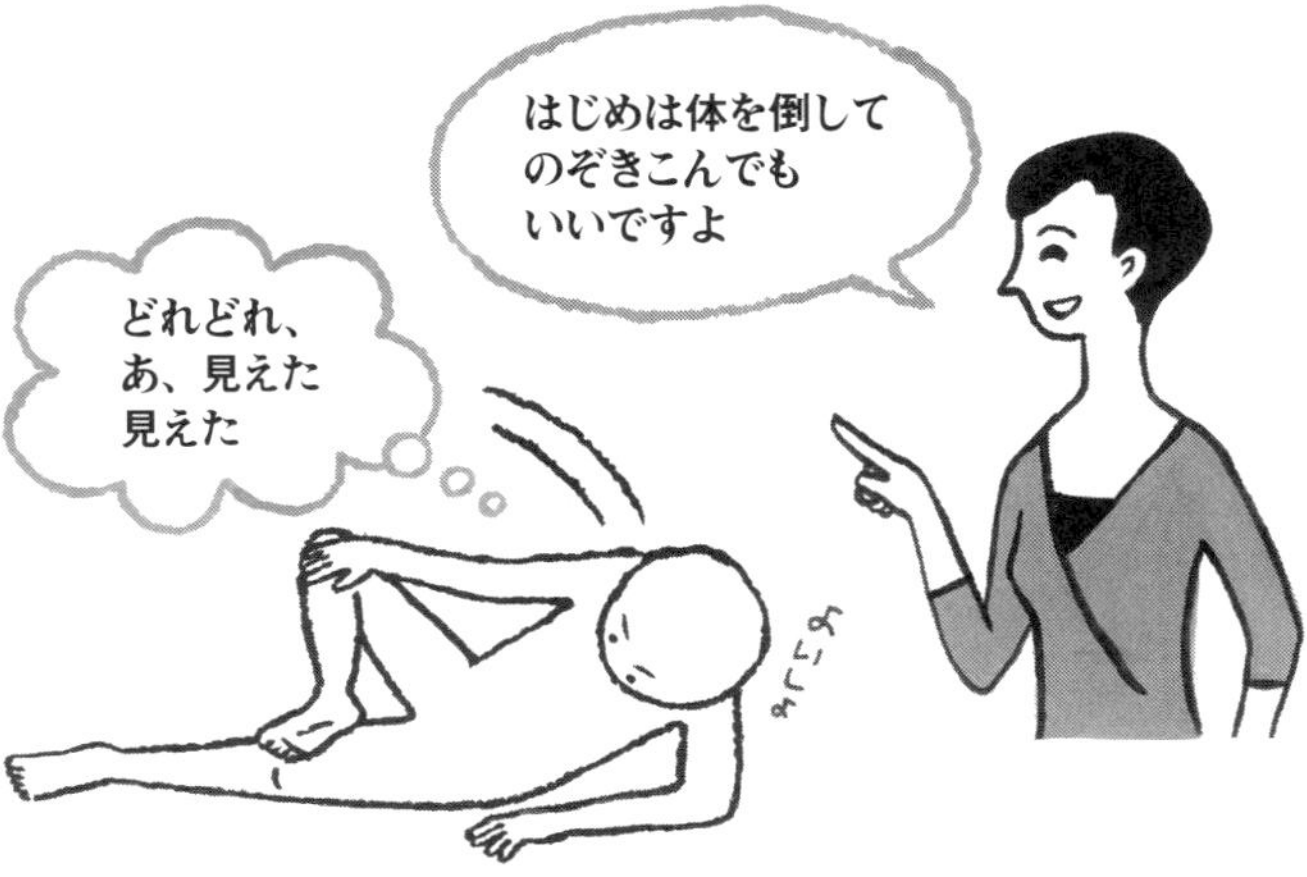
はじめは体を倒して
のぞきこんでも
いいですよ
どれどれ、
あ、見えた
見えた

足の指を動かすと、末梢神経が刺激されますから、それが脳に伝わって、頭がすっきり、はっきりするという効果があります。私の場合、この足の指の動きを時間に追われてできない日は、一日中、足の裏がはっきりしなくてアタマがすっきりしないので、足の指の動きは欠かせないな、と思います。

では、動いてみましょう。

まず、足を持って足の裏をよく見て、全体をしっかり触り、足の指と指を離すようによく開きます。足の指は見えているところだけではありません。筋肉が、甲側は足の甲を通って足首につながり、足の裏側は土踏まずを通って、かかと、アキレス腱へとつながっていきます。

外反母趾が進んで、痛いからあまり触らないという方、触らないでいるとますます症状は進みます。痛いからこそしっかり触って広げて、回してもんで動かすのです。「ああ、こんなにしちゃってごめんなさい」と指に謝りながら、よくさすって、動かしてください。

一本一本の指をしっかり触って動かしたら、長座の姿勢で足首を起こして、足の指

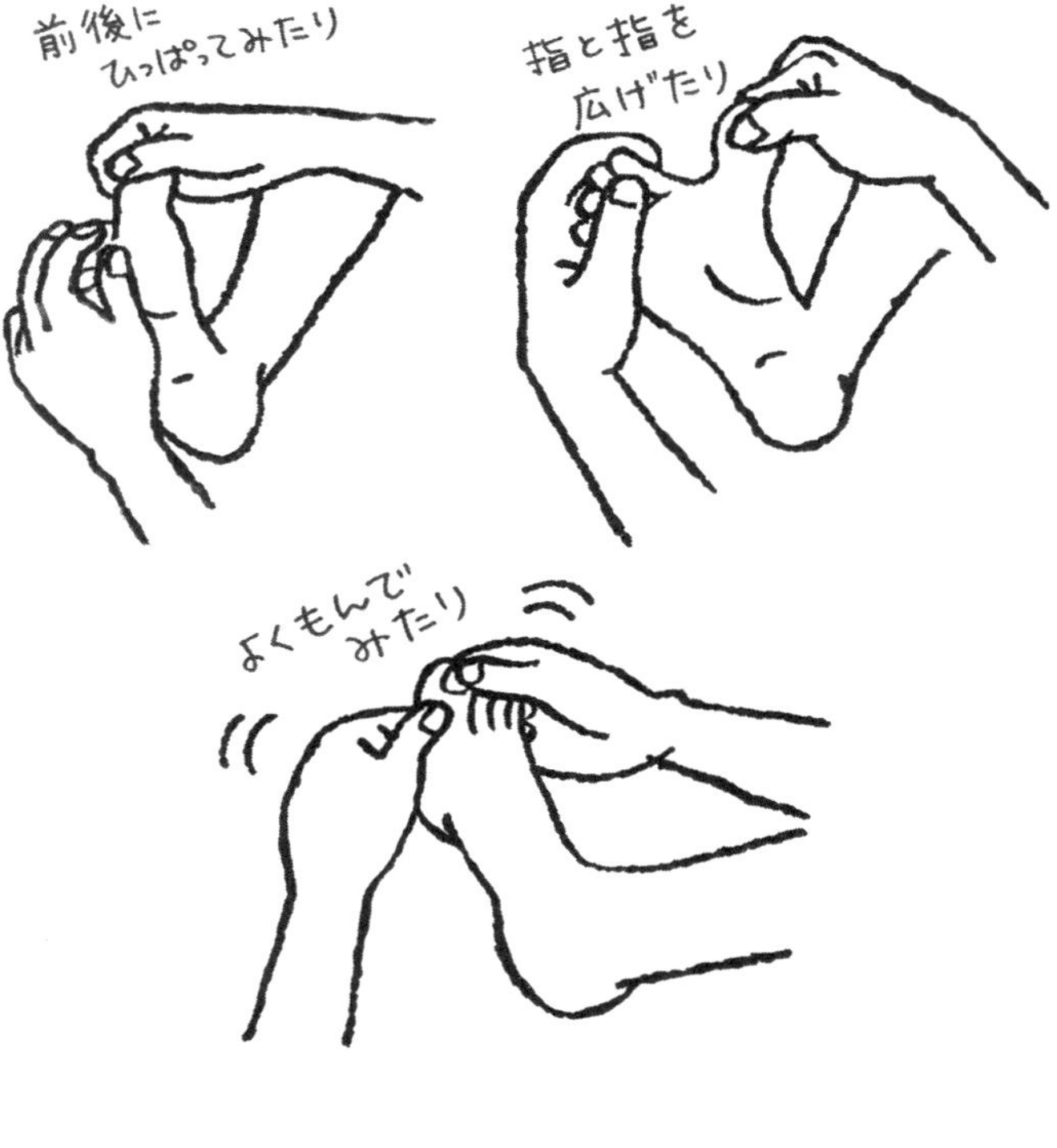
前後に
ひっぱってみたり
指と指を
広げたり
よくもんで
みたり

を思い切り広げて、パーッと伸ばします。指と指のあいだをしっかり開けているかどうか、目で見て確認してください。

そしてグー。グーのときは、足の指をぎゅっと握るようにして、甲に指のつけ根の関節が浮き上がって白く見えるくらいに。このグーは、ひざも太ももも腹筋も使わないとできないんです。さらに、お尻の筋肉でグーしているんだ、と思ってください。足の指だけじゃなく、全身の筋肉でグーしてる……静かに見えるけど、意識は体中をかけめぐっているのです。ギューッと握って、全身で握ったと思ったらまた、パーッと開きます。

つってしまう人は、つったところにつながる足の指と指を両手で持って前後に動かしたり、広げたりすると、治ります。つるのはそこを使ってなかったお知らせですから、つりながらでも続けてください。

足の指を触ったりさすったりしましょう。触ると意識しやすくなります。開こうという気持ちをさらに指に向けることです。開かない指に「開くのよ」と教えます。そして、親指から小指まで順番に、「しっかり握って」「ちゃんと伸びて」と、気持ちを

足の指のグーとパー

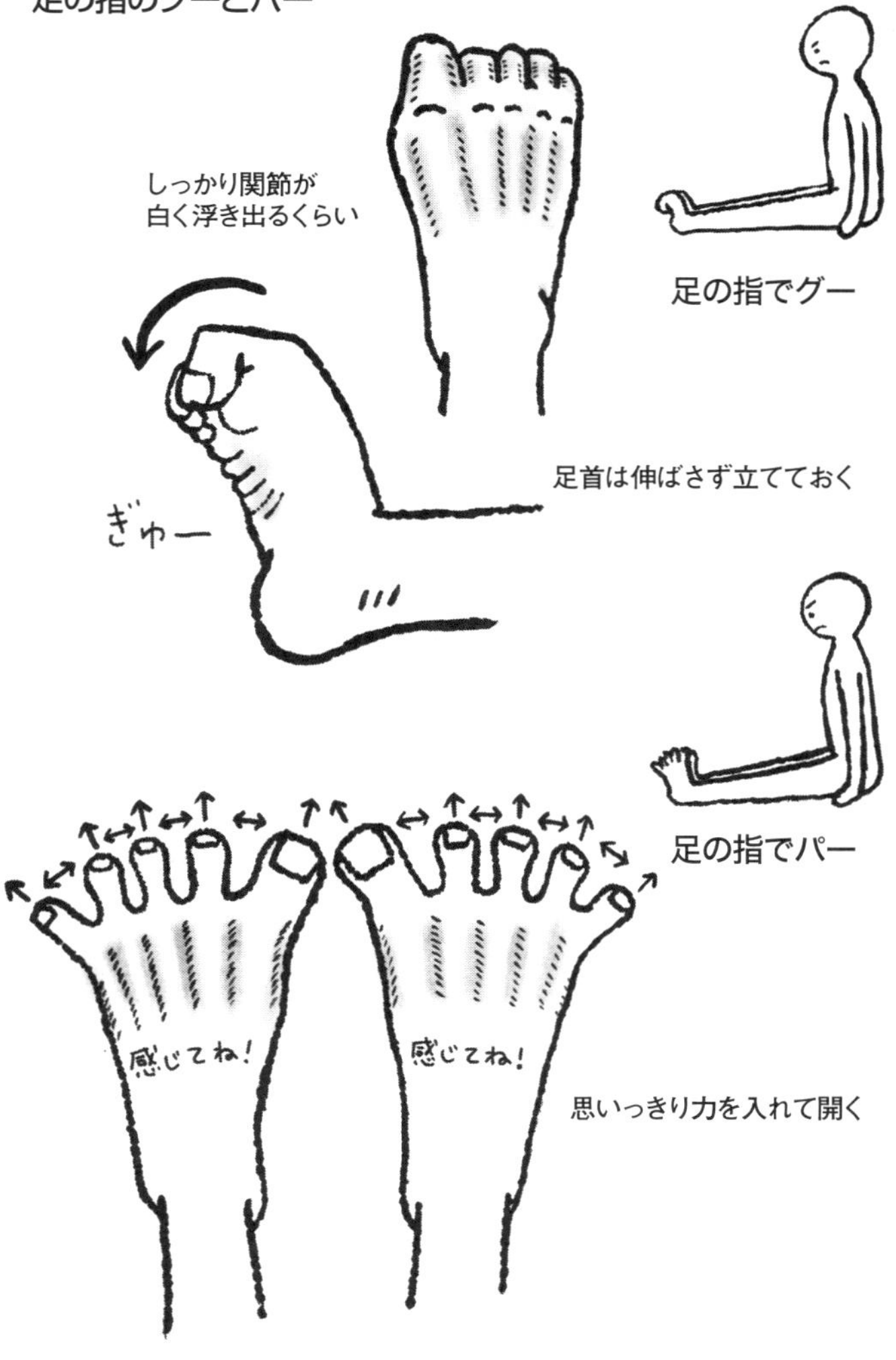
しっかり関節が
白く浮き出るくらい
足の指でグー
足首は伸ばさず立てておく
ぎゅー
足の指でパー
感じてね!
感じてね!
思いっきり力を入れて開く

かけてみましょう。

足の指と指のあいだを見てください。水かきのように、指と指のあいだが高くなっていませんか？　それは指の筋肉が弱っているサインです。毎日、足の指を動かしていると、水かきがだんだん小さくなっていきますよ。

親指は意識すると曲げたり、伸ばしたりができると思います。でも、足の人差し指、中指、薬指とだんだん思いどおりにいかなくなってきます。意識して動かしたことがないから、脳とのつながりが悪くなっているんですね。

はじめてやるとき、脳が大混乱するんです。若い学生に教えたら、「頭が痛ーい」と言ってきたのもこの体操。働かせたことがなかった脳の部分に刺激がいったんですね。

毎日、「曲がって」「伸びて」と動かしていれば、だんだん脳とのつながりがよくなって、思いどおりに動いてくれるようになります。一週間で別人のようになってくる人もいます。足の指を動かせば動かすほど、脳が刺激されて、アタマがはっきりします。

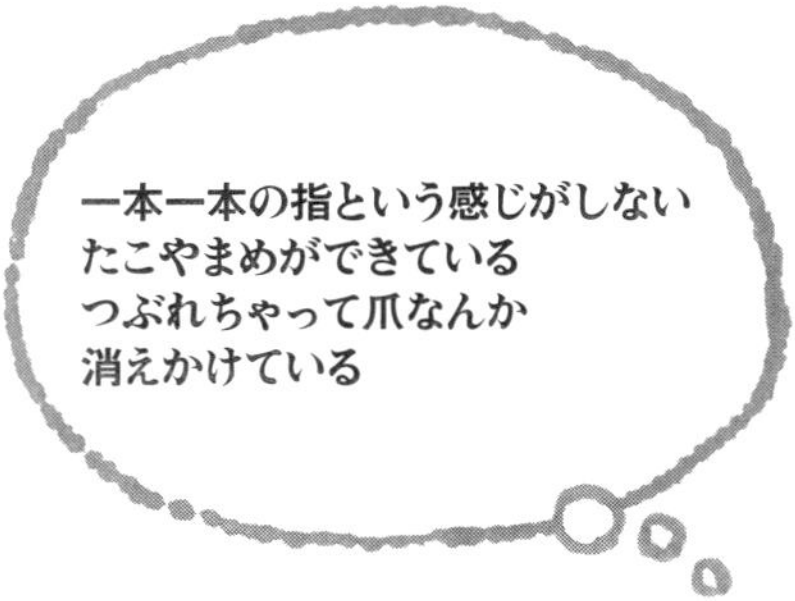
一本一本の指という感じがしない
たこやまめができている
つぶれちゃって爪なんか
消えかけている

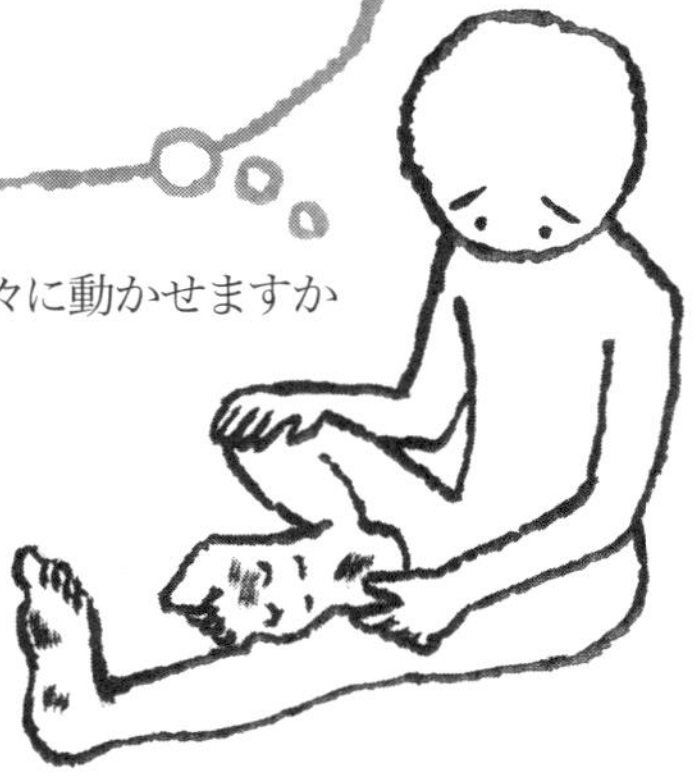

足の指を一本一本別々に動かせますか

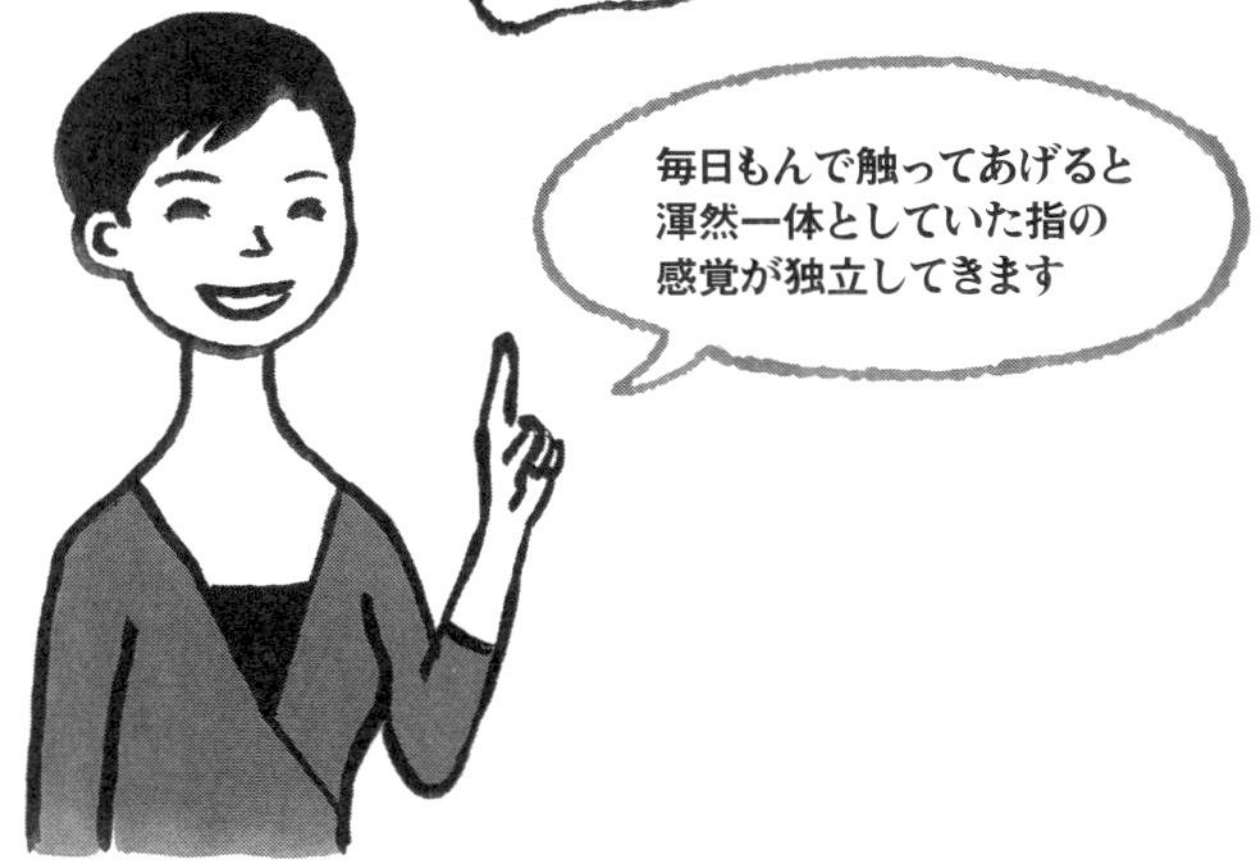
毎日もんで触ってあげると
渾然一体としていた指の
感覚が独立してきます

生まれてからずっとこの足の裏で立っているんだ、歩いているんだ。この足の指があるから、しっかり歩けるし、走れるんだ。そう思いながら、気持ちを込めて触って、動かしてやると、足に力がついてきて、むやみにつまずき、転ぶことがなくなりますし、歩く姿がすっきりしてきます。

③ 足から脳へ情報発信！―― 手と足の指の「握手」と足首回し

右足の場合で説明しましょう。長座の姿勢から、右脚を曲げて、左脚の太ももの上に置きます。それから、左手の小指を右足の小指と薬指のあいだ、左手薬指を右足の薬指と中指のあいだというように、一本一本、手の指を足の指のあいだに入れます。スムーズに入りますか？　反対側の手で組んでいる手の指を引っ張って、足の指のあいだのつけ根まで入れましょう。足の指が痛い、入らないのは、手の指が太いからではなく足の指が弱っているからです。少しずつでも怖がらずにやってみましょう。

そのまま、足の指で手の指をしっかり握ります。てのひらと足の裏をぴったりつけます。足首は折り曲げる。まず足の指で手を握ります。そして手の指でも握り返します。手が痛いぐらい、思い切り足の指で握ってみます。ちょっとやるだけでアタマがはっきりしてきます。

足の指に力が入って、ちゃんと握っているかどうか、空いた手で一本ずつ触って確かめます。ぜんぜん力が入っていない指はありませんか。脳と足の指を「つなぎたい」と思いましょう。しっかり触って、「アタマのいい指」にしましょう。足の人差し指は隣の親指のそばでともするとサボりがちです。小指なんてなくてもいいように思っていませんでしたか。親指と小指には筋肉があって足の裏の両脇で体を支えています。小指がなかったら立つのも歩くのも大変です。

では、握手した指の力を少し抜いて、足首をゆっくり、大きく回します。外回し、内回し、それぞれ足首がしっかり使えているなと感じるまで回す。手で回すのではありません。主役は足首、手はお手伝い役で、大きく回すのを助けている、そんなつもりで。「いいぃいぃいぃいぃいぃいぃち、にいぃいぃいぃいぃいぃい」、こんなスピードで。

ゆっくり、ゆっくりです。常に足首を感じとりながら、どの角度もとりこぼさないように感じとって回しましょう。

足首のために、ひざのために、股関節のために、腰のために、背骨のために、さらに内臓にもひびくように足首を回しましょう。腰を触るとそこも動いているのがわかります。

手と足の指の「握手」

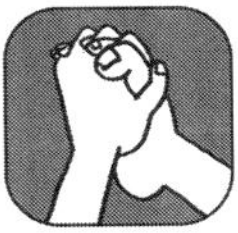

足の指と手の指を1本
ずつ組み合わせていく

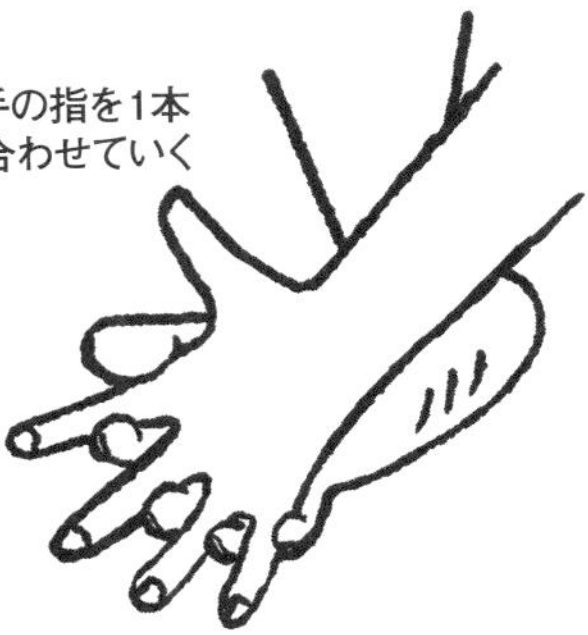

しっかり組み合わせる

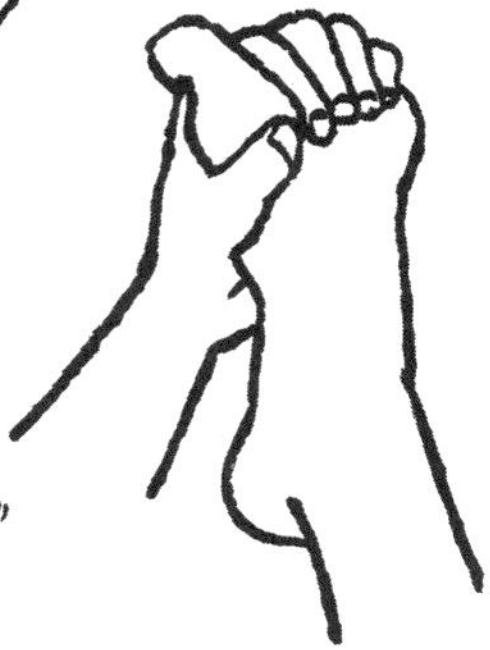

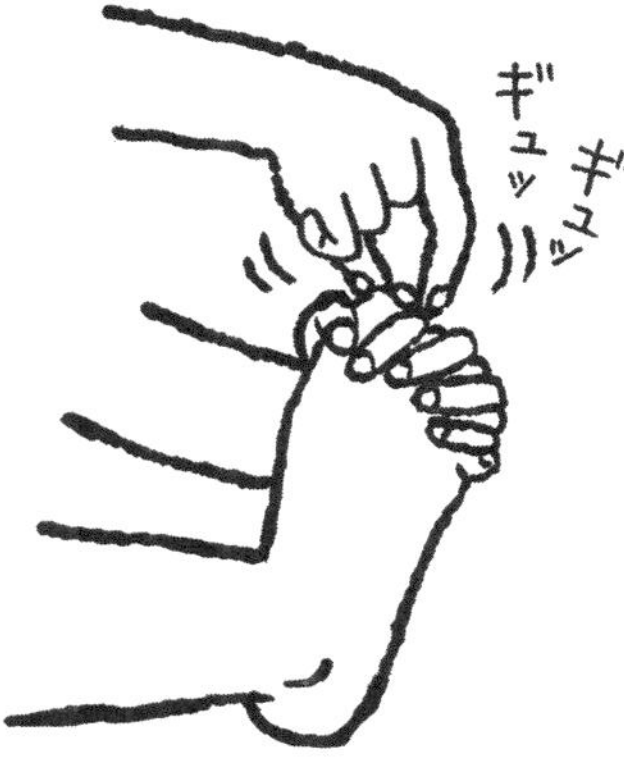

しっかり指先をつかんで、
力が入っているかを確認する

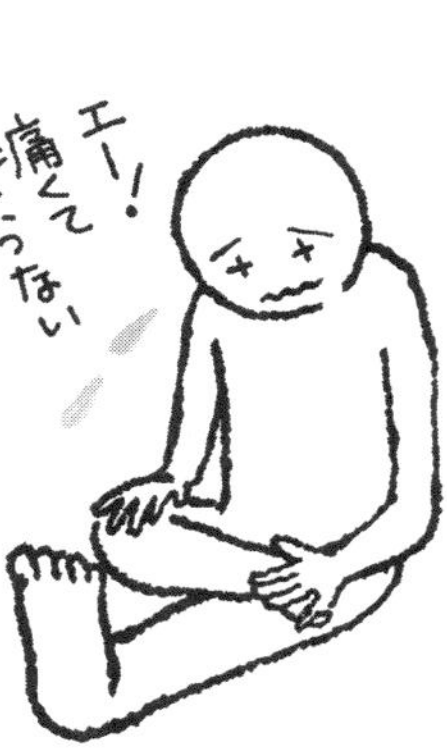

ギューと足の指で手を握り、
手の指でも握り返す

それぞれの足の指を
担当する脳とつなげて
「アタマのいい指」に

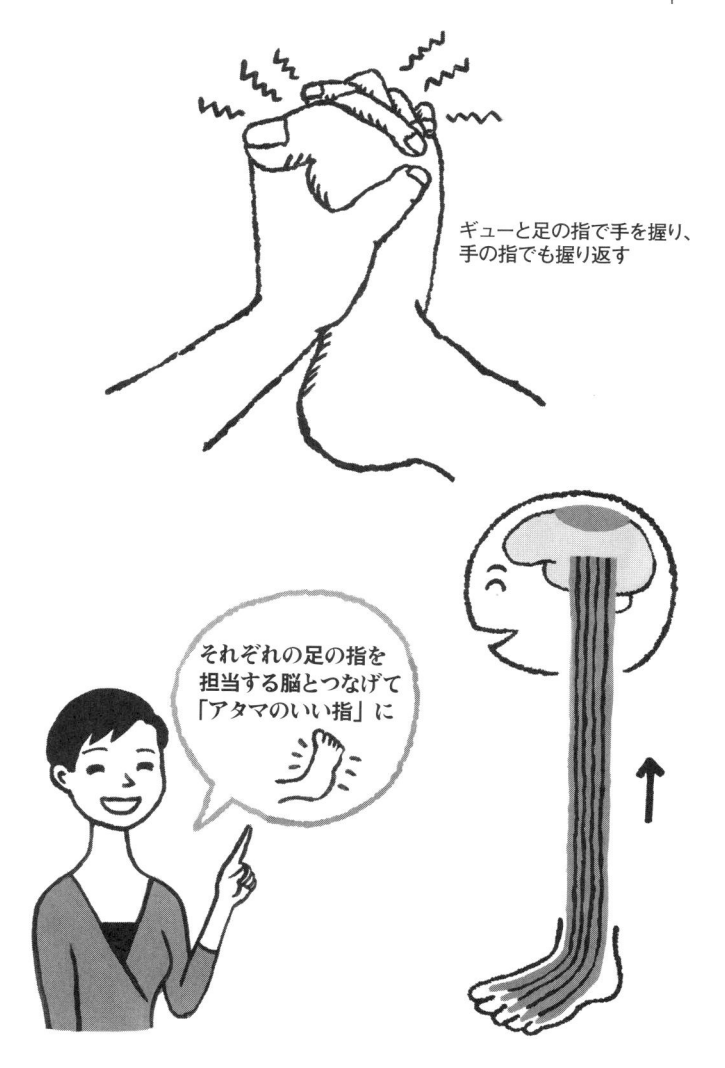

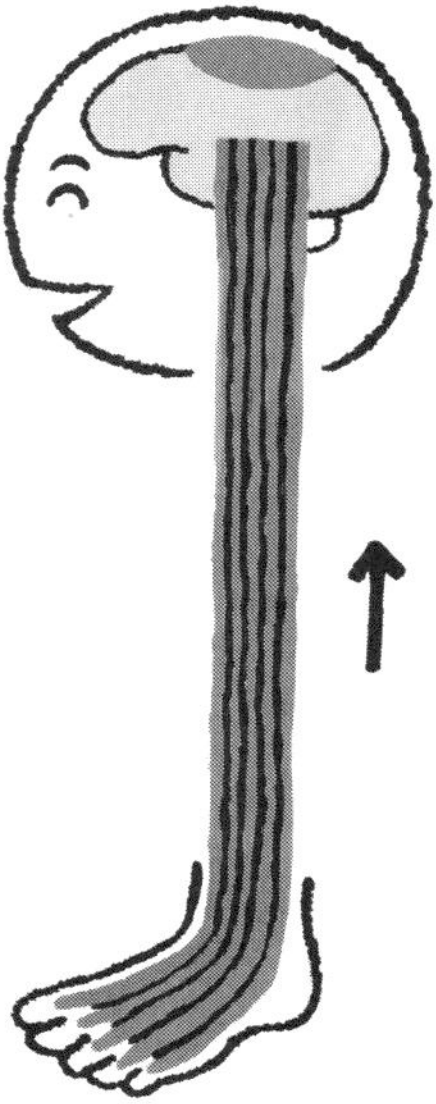

足首回し

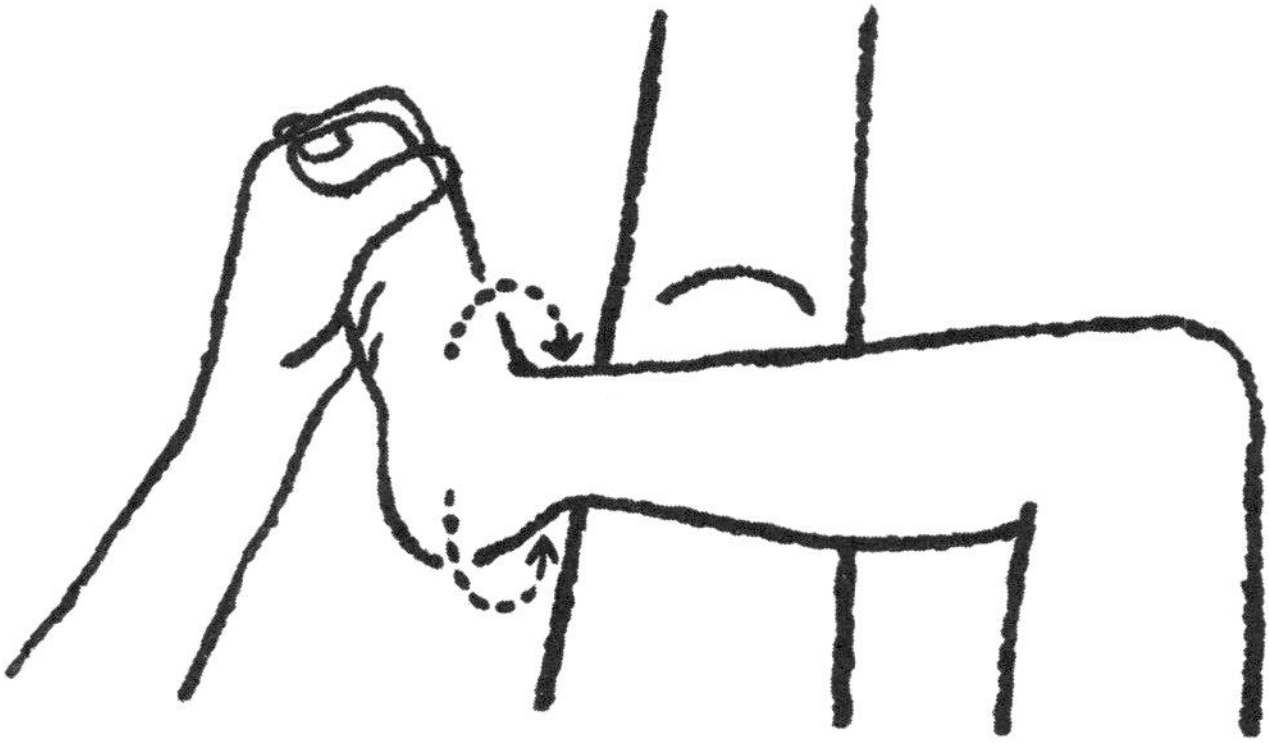

「握手」したまま指をゆるめて足首をゆ〜っくり回す。手で回すのではなく足首を動かす。10回ほどやったら反対回り
足を替えて反対の足と手でもう一度

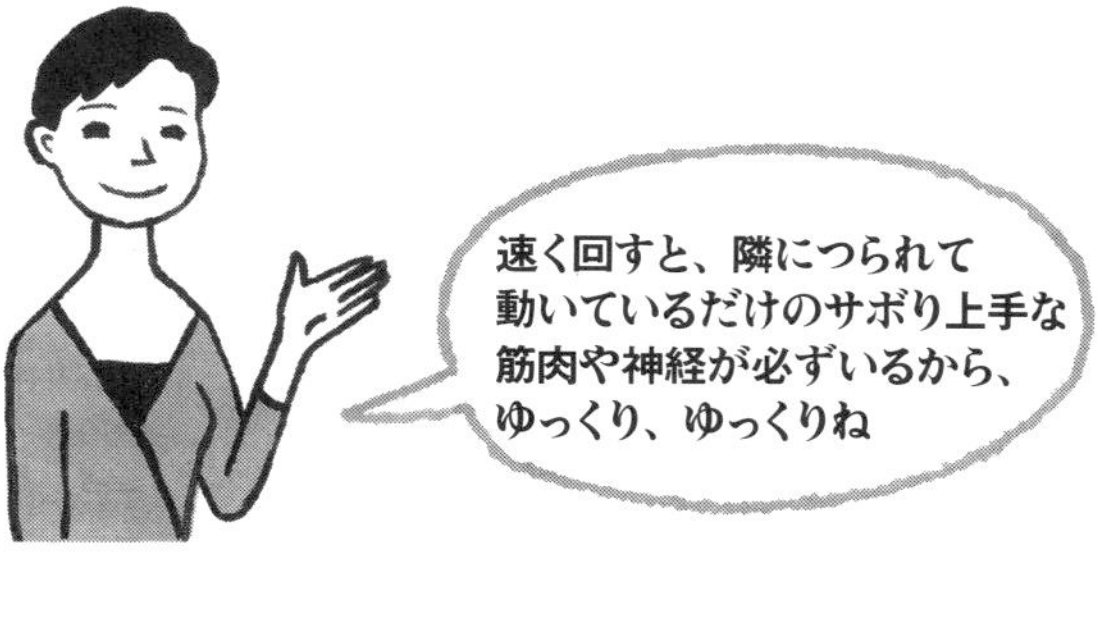
速く回すと、隣につられて
動いているだけのサボり上手な
筋肉や神経が必ずいるから、
ゆっくり、ゆっくりね

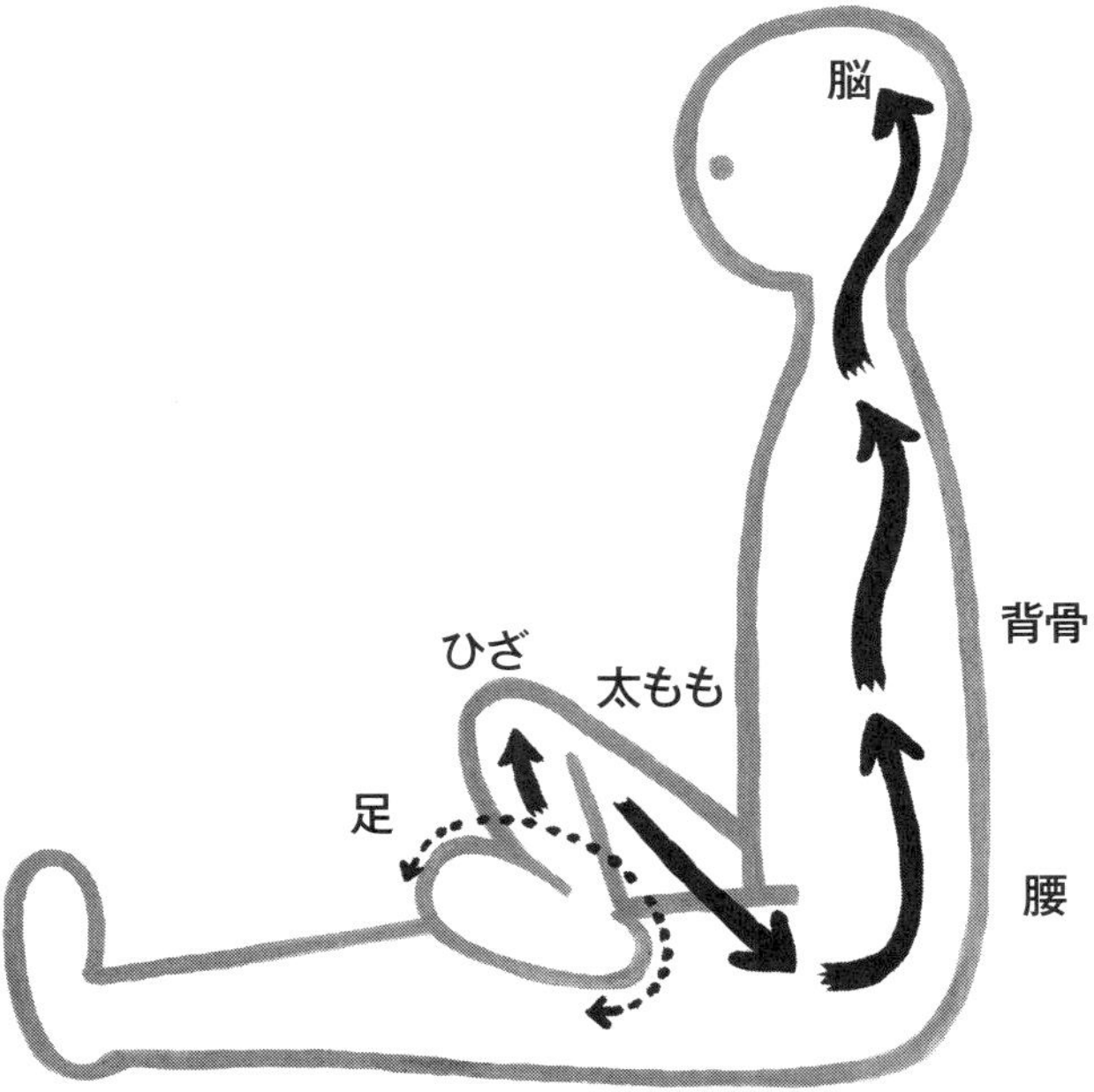

足首を回すことで、足からひざ、太もも、腰、背骨も動いていく。
腰痛も治す力がある動きです

足首はひざ、股関節、腰と筋肉や腱でつながっています。だから、足首を回すと、ひざや股関節、腰を動かしていることにもなるんです。毎日、足首回しをしていたら、ひざの痛みや腰痛がなくなった。よくそんな報告を受けます。両足行います。

④ ももの内側の筋肉を「賢く」――開脚

バレリーナや体操の選手の美しい開脚姿を見ると憧れてしまいますが、「きくち体操」の開脚は、脚の開きを目指すものではなく、太ももの内側の筋肉を育てるための大切な動きです。

太ももの内側？　どこ？　脚のつけ根から、ひざの内側の関節までのところです。この筋肉が弱ると内側から上体を支えられなくなり、まっすぐ立ったりできなくなってきます。さらに尿モレや前立腺の不調などが起こります。重要な筋肉です。

両脚を少し開いて座ります。ひざのお皿を真上、天井に向けます。長座の動きでやったように、ひざの裏を床につけようと思いましょう。ももの内側の筋肉が使われているのが感じられますか？　手でもしっかり触って「ここが内ももだ」と実感できたときは、脳につながっています。たぷたぷしてる？　そこを育てて「賢く」するのです。

開脚で賢い内ももをつくる

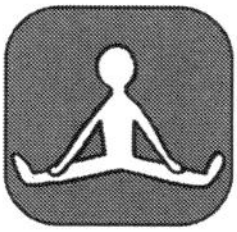

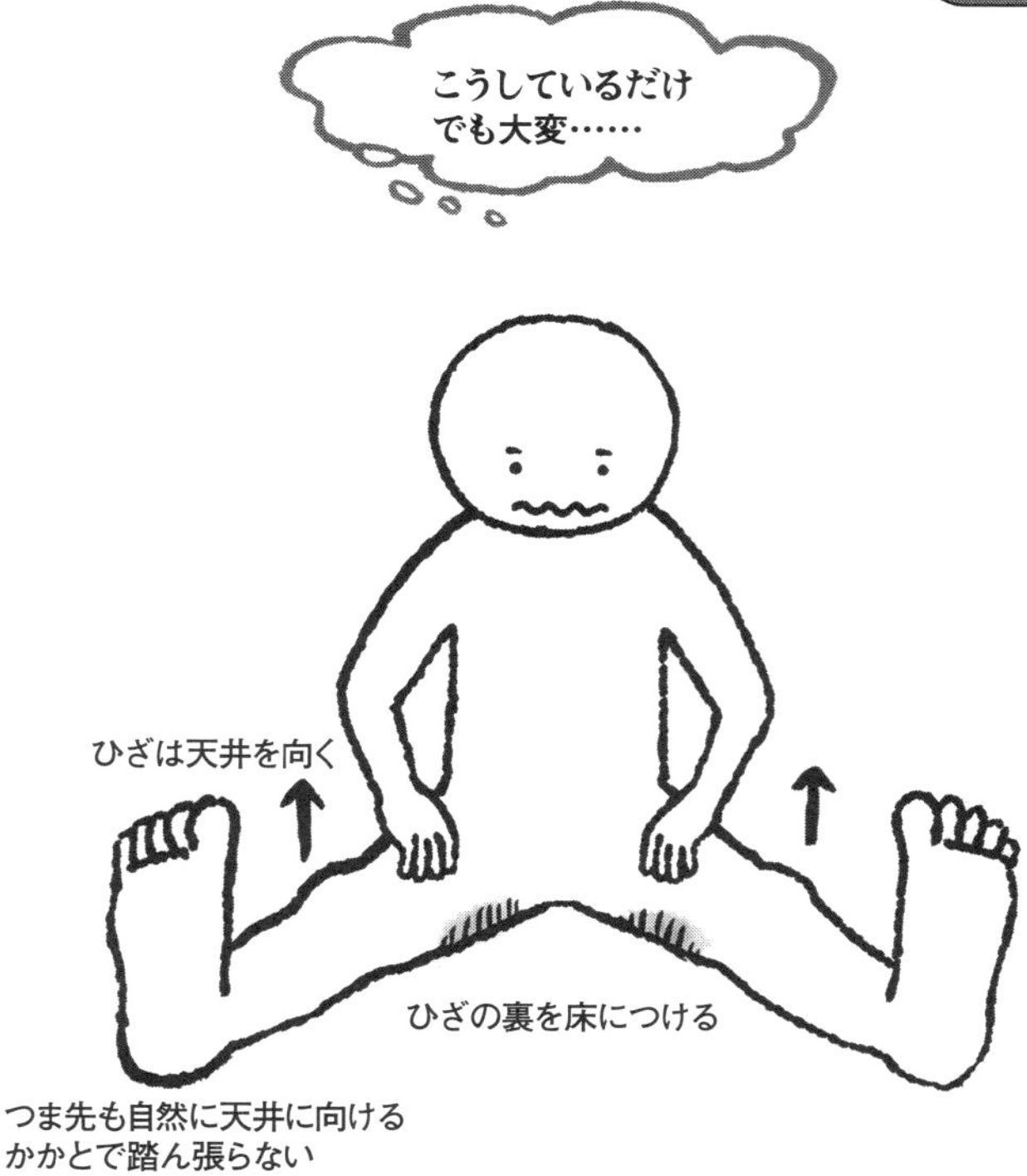
こうしているだけ
でも大変……
ひざは天井を向く
ひざの裏を床につける
つま先も自然に天井に向ける
かかとで踏ん張らない

太ももと内ももに意識を集中する。はじめは70度も開けば十分

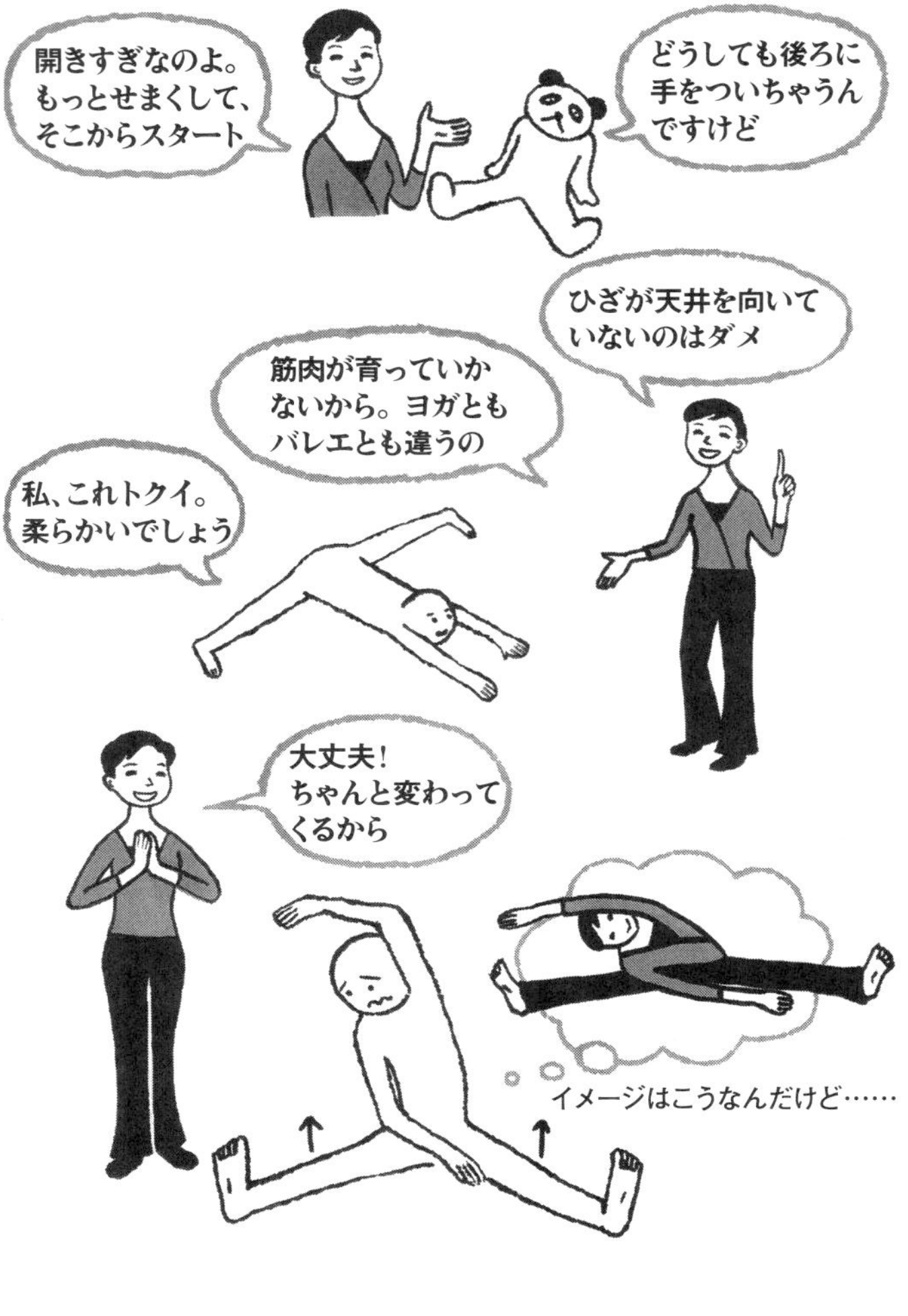
開きすぎなのよ。
もっとせまくして、
そこからスタート
どうしても後ろに
手をついちゃうん
ですけど
ひざが天井を向いて
いないのはダメ
筋肉が育っていか
ないから。ヨガとも
バレエとも違うの
私、これトクイ。
柔らかいでしょう
大丈夫!
ちゃんと変わって
くるから
イメージはこうなんだけど……

はじめて教室に来る方のなかには、脚を大きく開けるのが自慢そうな方もいます。でも「きくち体操」の開脚はワーッと開いてワーッと倒せるようになるのが目的ではないのです。ひざが上に向いていなかったり、ただ開いただけで、内ももに意識がいっていない場合はNG。この点はやかましく言います。足先が外側や内側に傾いているようではダメ。かかとでふんばってもいけません。開きはそれほどでなくていいから、ひざと足先がきちんと真上を向いていること。内ももにしっかり力が入っていることが大切です。

ひざのお皿が真上を向いて、ひざの裏が床にしっかりつけられるようになってはじめて、筋肉が育ち、脚は自然に開くようになります。

教室に通うことになって、はじめて開脚をした生徒さん、とくに男性は、みんなあまり開きません。

まわりの人がきれいに開脚しているのを見て、焦ったり落ち込んだりしています。それが一ヵ月、三ヵ月、半年、一年と続けるうちに、少しずつ開くようになっていきます。

「体が硬くって、子供のころから開脚が苦手だったんです」

と言っていた人が、しっかりと意識して開けるようになって、

「小学校のころより脚に力がついて開いてる！」

「これが自分の脚だ！と感じとれた」

って喜んでいる人がおおぜいいます。

⑤股関節の役割がわかった！——股関節回し

長座の姿勢をとったら、片脚を太ももから持ち上げて、股関節を感じとりながら、じっくり、回します。後ろに手をついてもかまいません。脚は高く上がらなくても、一センチでもいいんです。外回し、内回し、ゆっくりです。このとき、ひざを伸ばす。ひざを緩めると股関節を支えている筋肉も緩んで、きちんと動かし育てることができません。意識は股関節に向けます。

脚って重い。けっこう大変でしょう。この動きは股関節まわりやもも、お尻の筋肉を使うのはもちろんですが、腹筋や背筋も使っていますよ。腹筋や背筋が弱っていると、上体を起こしているのがつらくて、手で支えないといられないでしょう。手で支えてもいいので、そこからやりましょう。

はじめのうちは、できる回数でかまいません。でも、「ああ、しんどい」「もう無理」、そう感じたときに、あと一回だけやってみましょう。このあと一回が筋肉を育

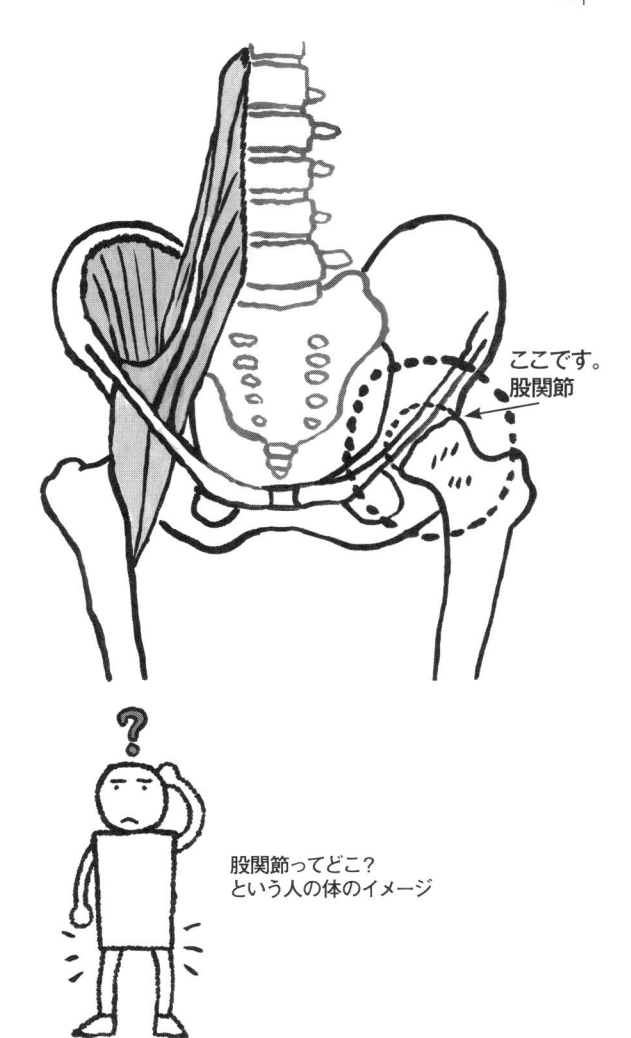

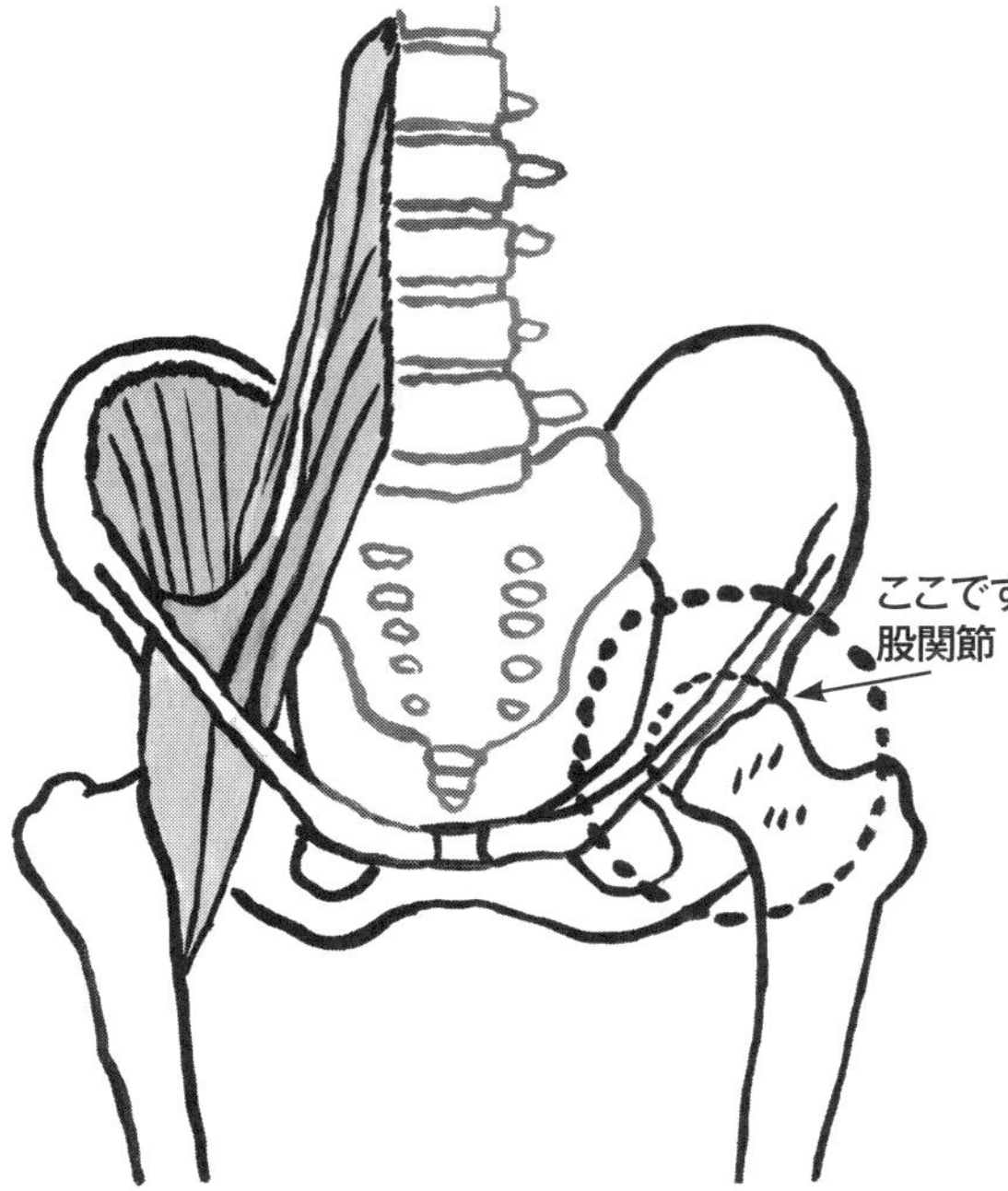

股関節ってどこ？
という人の体のイメージ

て、明日につながる、そう思ってください。

意識しようと思っても、「えっ、股関節ってどこ?」、そんな感じの人もいるはずです。脚のつけ根が股関節だと思っていた人、腰の両脇の一番出っぱっている部分が股関節だと思っていた人もいるし、そもそもそんな関節のこと、考えたことがなかった人もいます。

はじめて股関節回しをやった人が、その次に教室に来たとき、「先生、翌日、筋肉痛がすごくて、でもそのおかげで、『ああ、ここが股関節なんだ』ってわかりました」、そう笑いながら話してくれたことがあります。

脚の内側の筋肉も股関節を支えています。そこには脚へと延びる血管や神経、リンパ節などが集まっています。それだけ体にとって大事な場所なんです。

股関節回しは、腹ばいになって行うこともできます。うつぶせになって、おでこを床につけて、片脚ずつ、ゆっくり回すとお尻の筋肉も育ちます。

股関節を回す

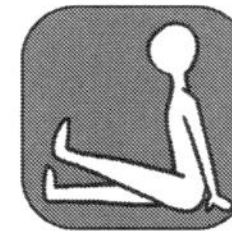

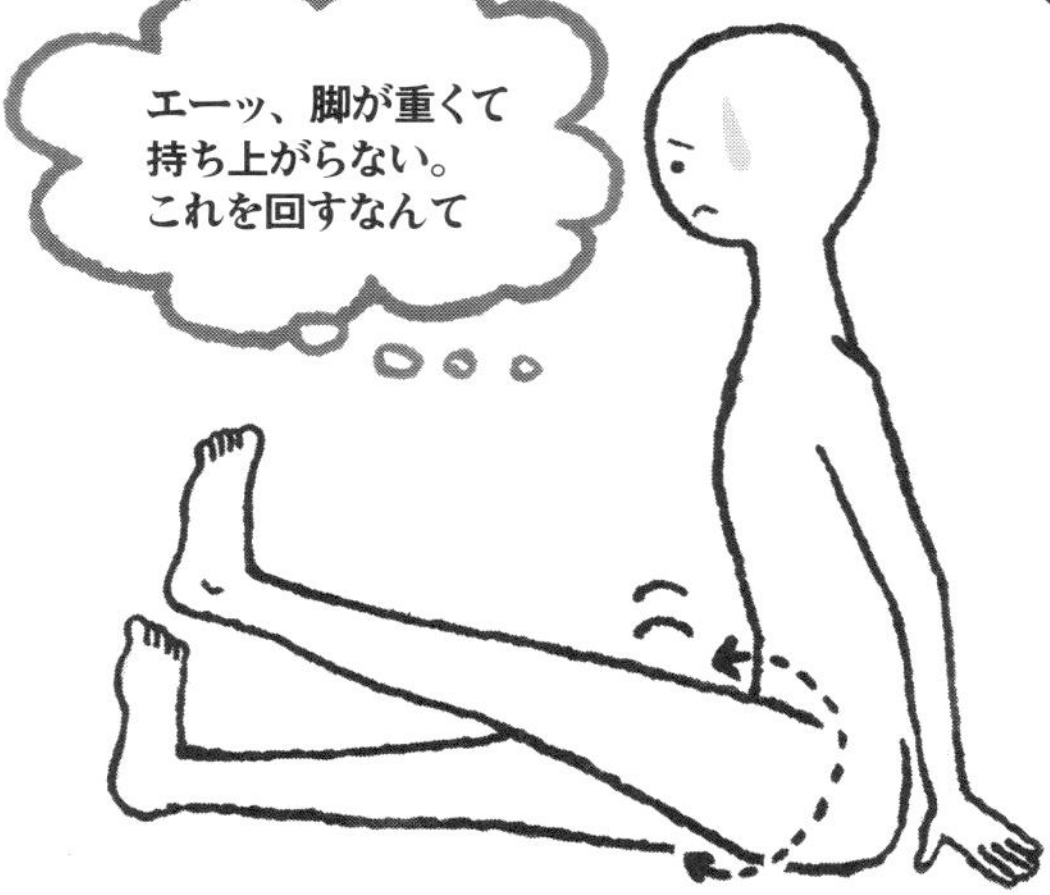
エーッ、脚が重くて
持ち上がらない。
これを回すなんて

外回し、内回し　ゆ〜っくり10回ずつ

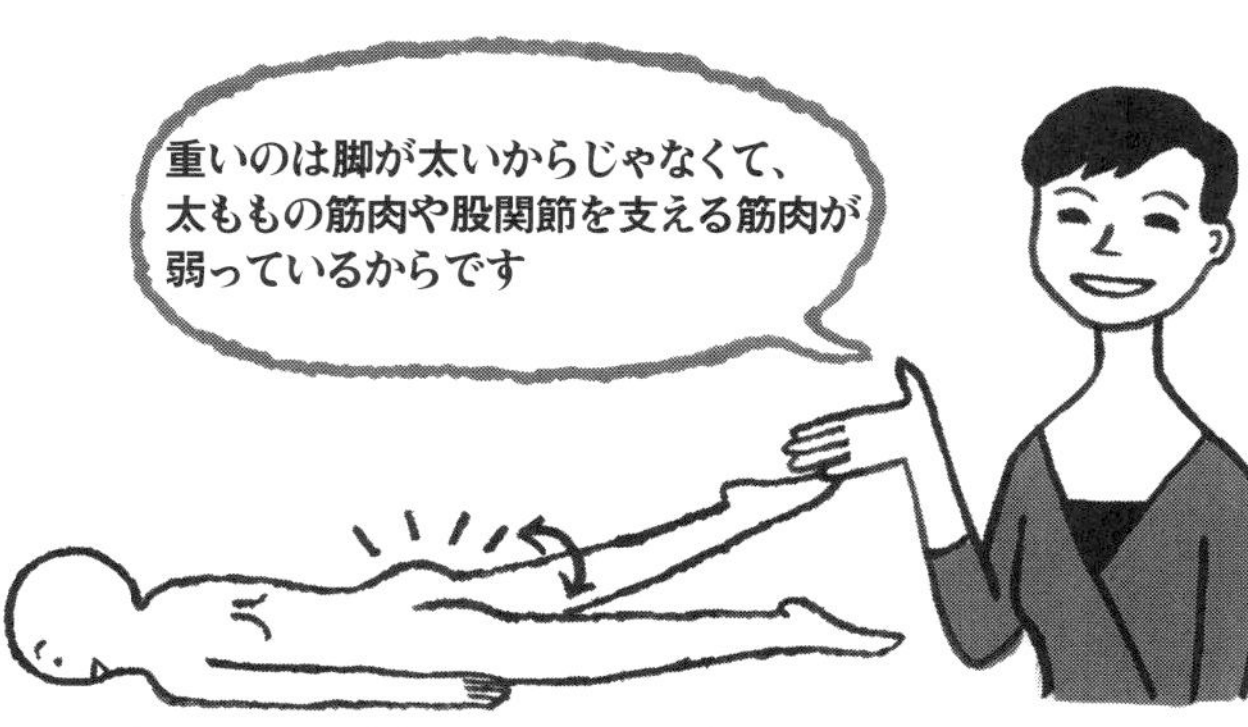
重いのは脚が太いからじゃなくて、
太ももの筋肉や股関節を支える筋肉が
弱っているからです

うつぶせで回すとお尻が上がりますよ

⑥ 当然のように……は動いてくれない！――手の指のグーパー

私たちは毎日、当たり前のように手を使って、いろいろな作業をしています。だから、手は自由に動いて当然、そう思っているでしょう。

でも、手や腕は案外筋肉が育っていないことがあるのです。忙しさにかまけて、無意識に使っているし、いつも同じ側ばかり使うとか、あまり動かないところがあっても気がつかないでいることが多いのです。当たり前すぎて忘れてしまっているのです。

手や腕の筋肉は、呼吸と深くつながっていることを知らないまま生きてきたでしょう。胸の上部を触りながら、親指を中に入れて手を握り腕を曲げて上腕に力を入れると、胸の筋肉が緊張するのがわかります。腕の筋肉がしっかりしてくると、呼吸筋も育って肺が活性化して、息が深くできるようになります。

手の力は呼吸の力なのです。

では、手の動きをやってみましょう。

手の動きの基本は、手の指のグーとパーです。じゃんけんのグーとパーを意識を使ってはっきりするまで繰り返します。

パーのときは、指先を意識しながら、思いっきり力を入れて、パーッです。てのひらを広げるつもりでやりましょう。親指から小指まで、一本一本の指と指のあいだをしっかり開きます。開いているのを目でも確かめて。自分の感覚の中で、「これ以上は無理」というところまで開いてみてください。指先を意識すると血行がよくなるので、手全体が赤くなってくるはずですよ。

次にグー。親指を中にしてしっかりと握ります。人差し指から小指まで、一本一本、それぞれの指がしっかり握れているかどうか意識を向けて確認しましょう。

「親指に力入ってる?」「小指はどう?」と指に聞くのです。

日常生活では三本くらいしか意識していないかもしれません。一本ずつ指先まではっきり感じとれるほど意識すると、それぞれの指の別々の脳が活発に働き、脳からの指令が神経を伝わって指先へと送られます。その指令に従って手を動かすことでその

意識を持ったグーとパー

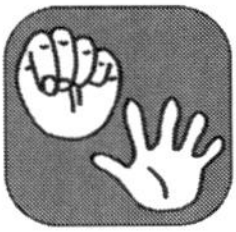

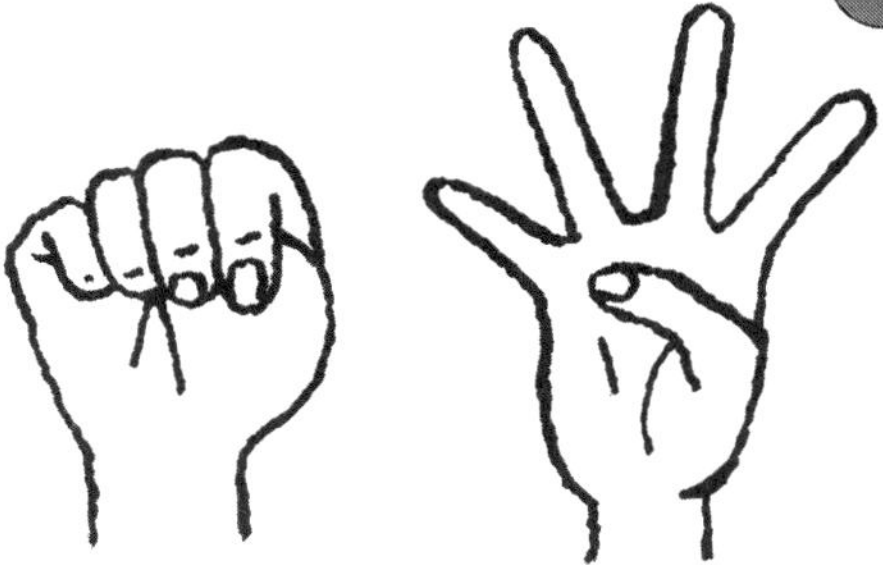

②その親指を他の指で握る　①小指の付け根へ親指を折る

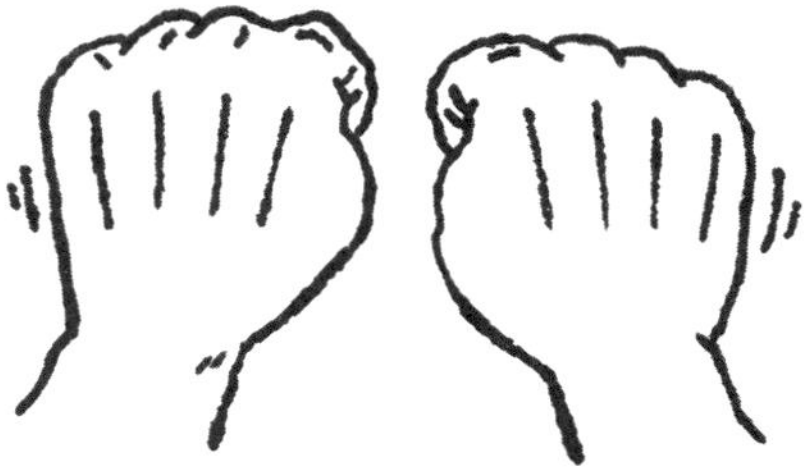

甲から見ると
関節がぐっと出る

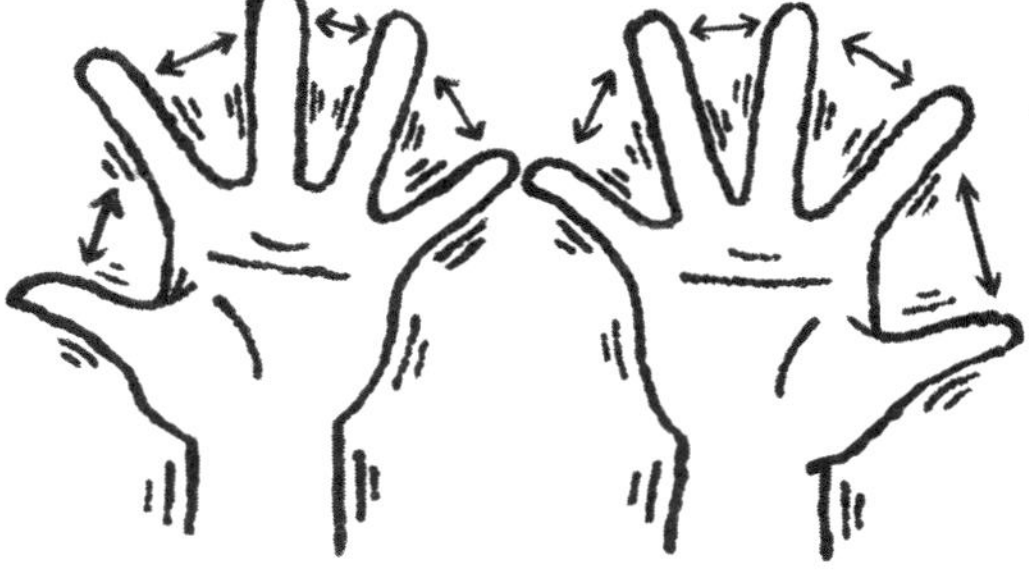

パーッと開く

一本一本の指全部に力を入れて開く。血流がよくなって赤くなってくる

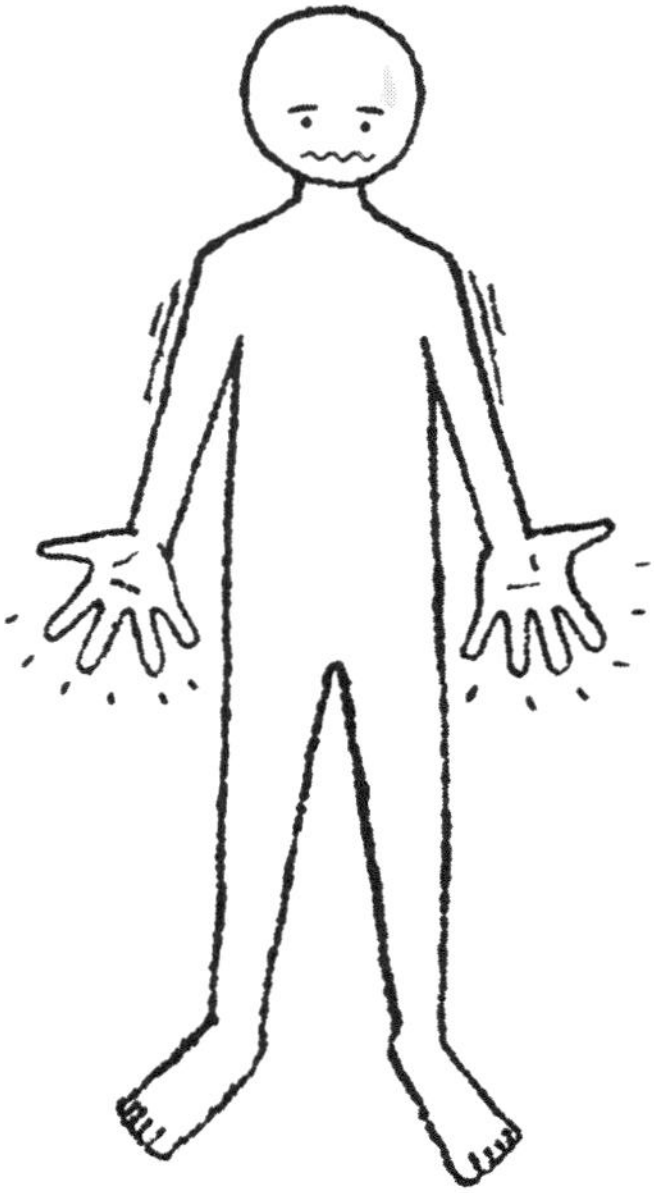

手を開くってこんなに
全身の力がいるもの

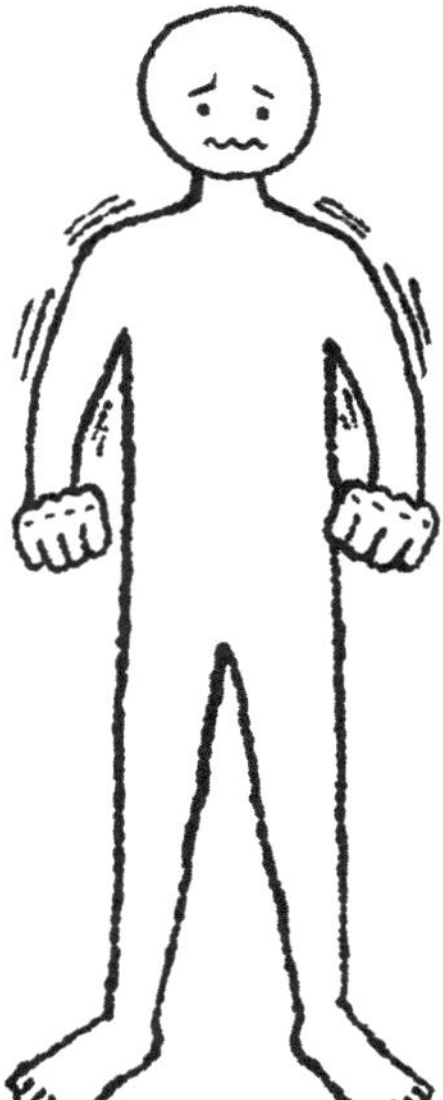

同じくグーも大変。
腹筋にも力が入る

刺激が神経を通って脳に送られる。この繰り返しによって、神経や脳の働きがどんどん活性化されていくのです。

ただのグーパーだと思ったら大間違い。こんな効果があるなんて、この動きってすごい！

⑦ ままならぬものを操れるように——指を曲げて他の指を伸ばす

まず、指をしっかりと開いて、パーの形をつくります。

そこから、親指を小指の根元に寄せて、しっかりつけます。

このとき、他の四本の指は「開こう」「伸ばそう」と思います。しっかりと伸びて、開けますか？

形は思ったとおりにできなくても、伸ばしていこうと思うことが大事なのです。

次は人差し指です。いったん全部の指をしっかりと開いてから、人差し指だけ、指先を親指のつけ根につけます。案外と他の指がついてきてしまうでしょう。

他の四本の指を「開こう」と思う。できなくてもかまいませんから、なんとか伸ばそうと思うことです。力を入れると前腕にビーンとひびいて痛くなって、指と腕の密接な関係に驚きます。

中指、薬指、小指についても人差し指と同じように、指先を親指のつけ根につけ

指を1本曲げて他の指を伸ばす

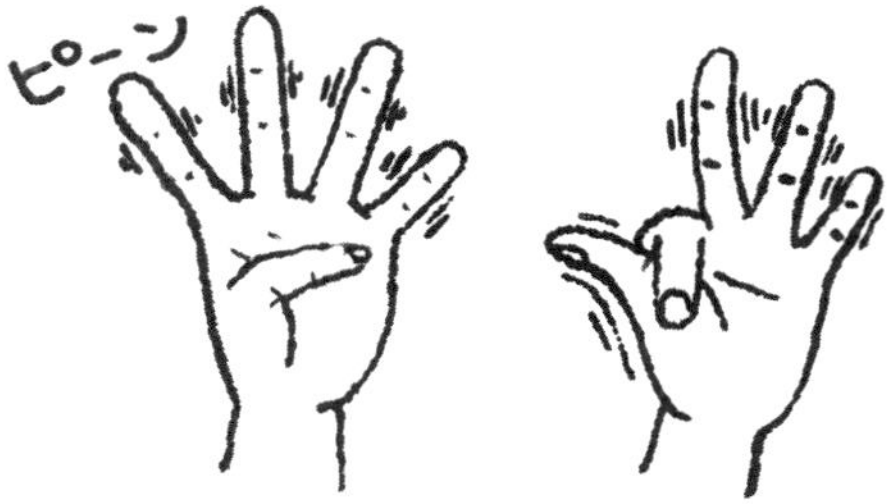
ピーン

曲げてない指を力いっぱい伸ばす

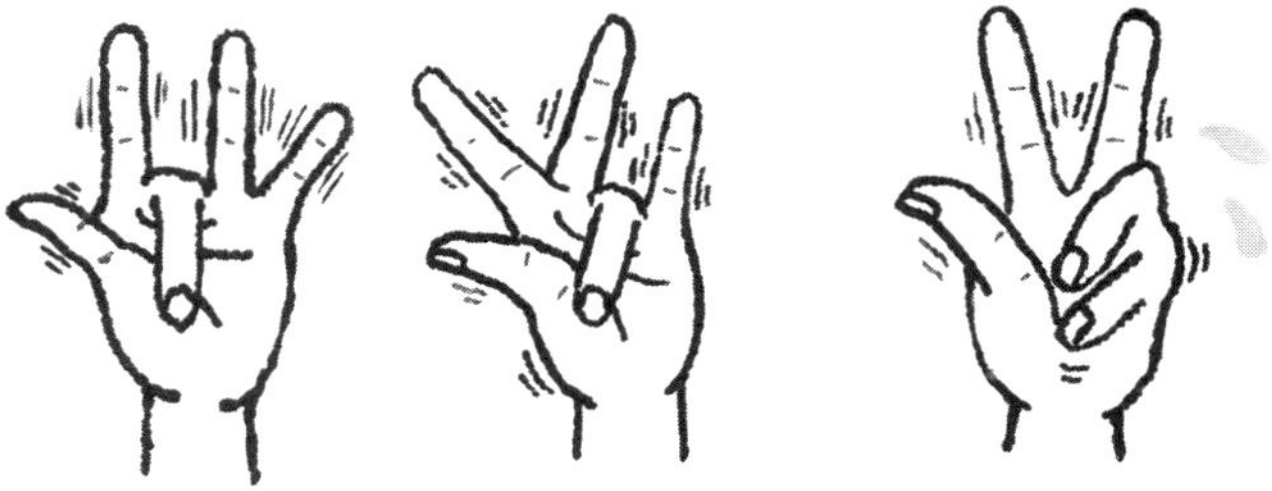

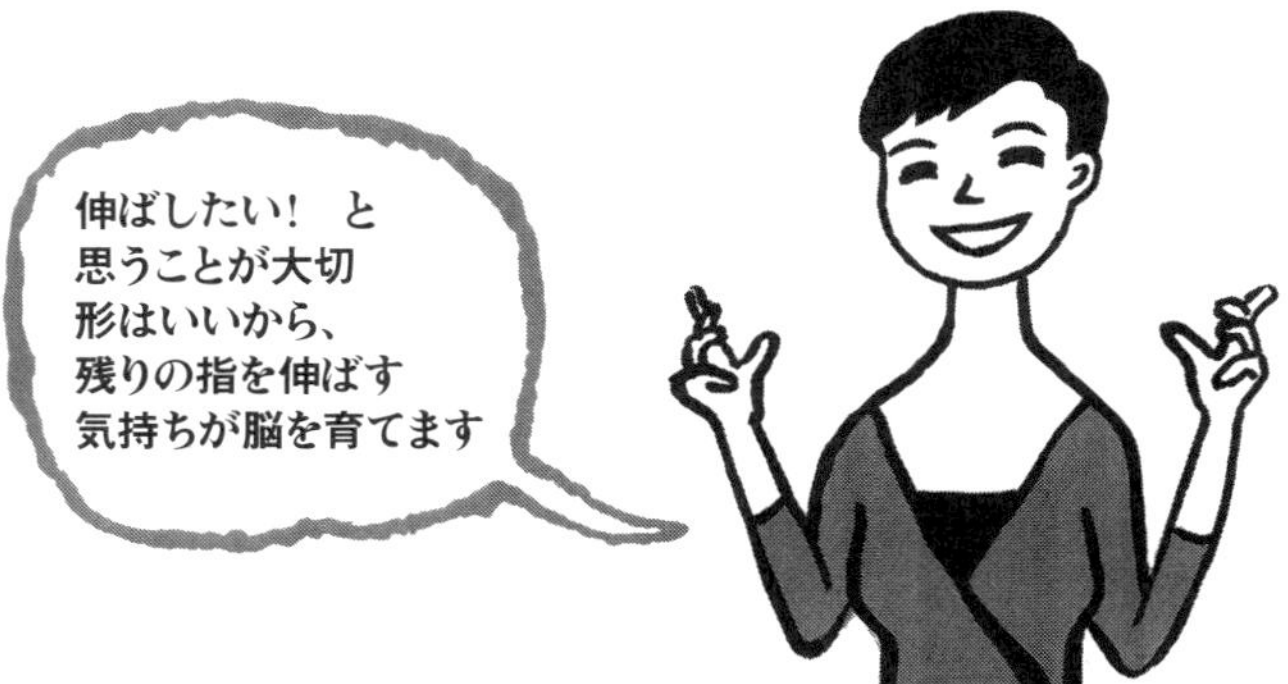
伸ばしたい！　と
思うことが大切
形はいいから、
残りの指を伸ばす
気持ちが脳を育てます

る、他の指は伸ばして開く、を一回ごとにいったんしっかり開いてから順に行います。

だんだん難しくなっていくでしょう?

中指を曲げると、薬指がついてこようとします。薬指のときは小指がついてくるし、小指を曲げると、薬指はどこまでも一緒に来たがります。中指だってついてきてしまいます。

最初は、まったく言うことを聞いてくれなかった指が、毎日根気よく意識して動かしていると、少しずつ開けるようになります。それは、脳のそれぞれの指の担当部分が「賢く」なった証拠です。体を育てるには、がんばらないんだけど、楽しちゃいけないんです。意識のスイッチの入れ方が違うんです。

手の指は第二の脳と言われるほど脳細胞と密接な関係があります。指の体操は脳の体操でもあるのです。指の体操なんかして何になる? 答えはおわかりですね。

⑧　呼吸する筋肉を育てる――ひじを伸ばして手首で体を支える

この動きは、指から腕、腕から胸、背中と、呼吸に関わる筋肉を育てるものです。

床に両手と両ひざをついて四つんばいになります。てのひらをいっぱいに開きます。

小指を開きましょう。すると、てのひらが開きます。体の重みをてのひらにかけて、さらにてのひらを大きく広げます。これ以上開けないほどいっぱいに開きます。てのひらが床にしっかりとついて、一本一本の指がきちんと伸びるまで体重をかけ、指の関節を伸ばします。しっかりと伸びているか目でもよく見ましょう。

両方の手首を外側に回して開いたままの指先が手前になるように一八〇度回転させます。腕の内側が前を向くようにして、ひじをしっかりと伸ばします。完全にひじや指先が手前を向かなくても、できる範囲からはじめること。

背中を持ち上げます。指から上半身へのつながりをしっかりと感じとります。次に体全体を少し後ろに引いて、ひじを伸ばし、さらに深くつながりを感じとります。この動きは体の前側の呼吸をする筋肉を育てます。

今度は、手首をぐるっと反対回り、手首が内側に、ひじが外向きになるように回して、同じように指をしっかり開いて手をつきます。

はじめはこっちのほうが難しいと思います。五本の指が手前を向くまで回すことができなくて、「逆のハ」の字にしかならなくてもかまいません。指が縮んでたらダメですよ。

てのひらを開いて、背中を持ち上げて、指から上半身へのつながりを感じとります。こう動かすことで体の後ろ側の呼吸をする筋肉を育てます。そして、少し体を後ろに引き、より深くつながりを感じとります。その感じとっている筋肉で、今呼吸しているんですよ。

背中の筋肉が弱いと呼吸が浅くなります。指は背中にもつながって、肋骨を動かす筋肉につながっている。つまりは、「指で呼吸している」ことがわかります。

続けていると、どちら回しでも、少しずつ手首が回る範囲が広がっていって、指が

ひじを伸ばして体を手首で支える

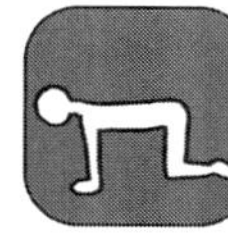

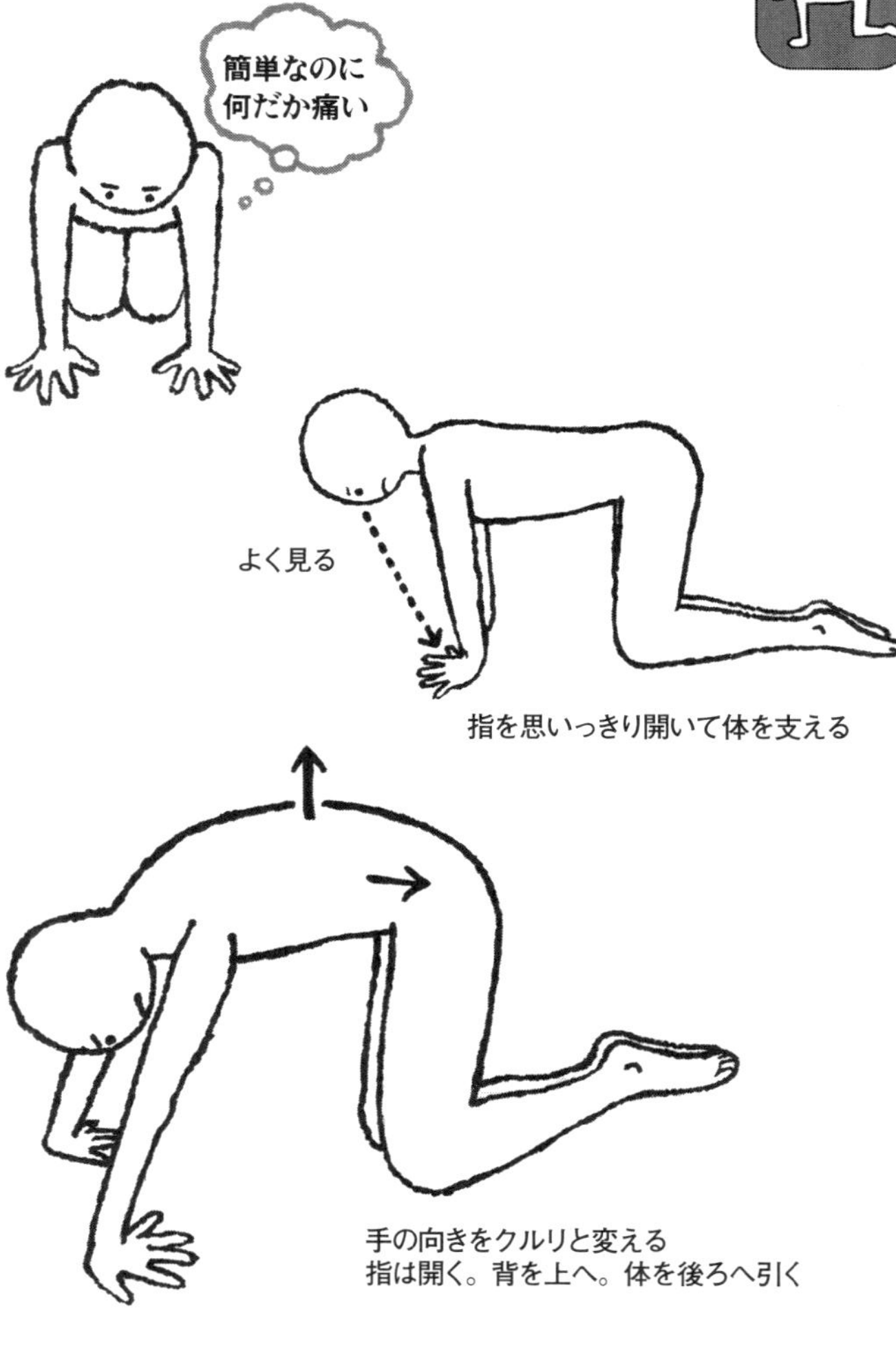
簡単なのに
何だか痛い
よく見る
指を思いっきり開いて体を支える
手の向きをクルリと変える
指は開く。背を上へ。体を後ろへ引く

手が八の字にしか
つけなかった人も
1年も経つとちゃんと
手前にまっすぐ
返せるようになります

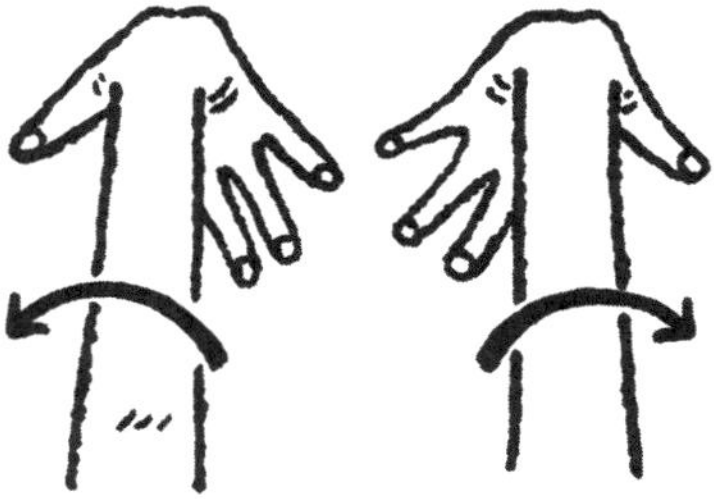

手を外回しで回転

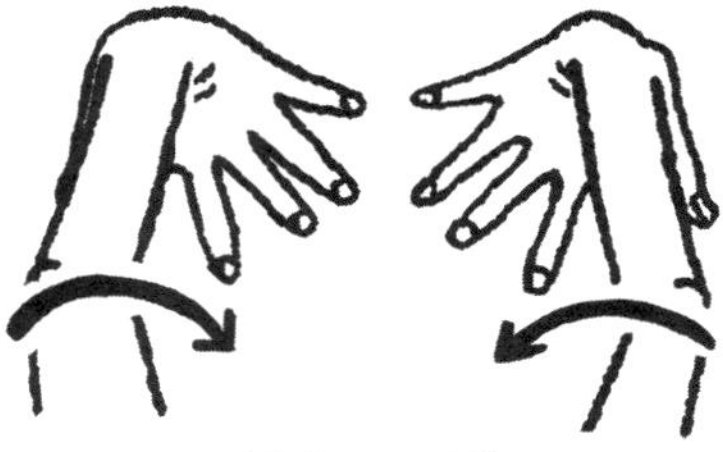

手を内回しで回転

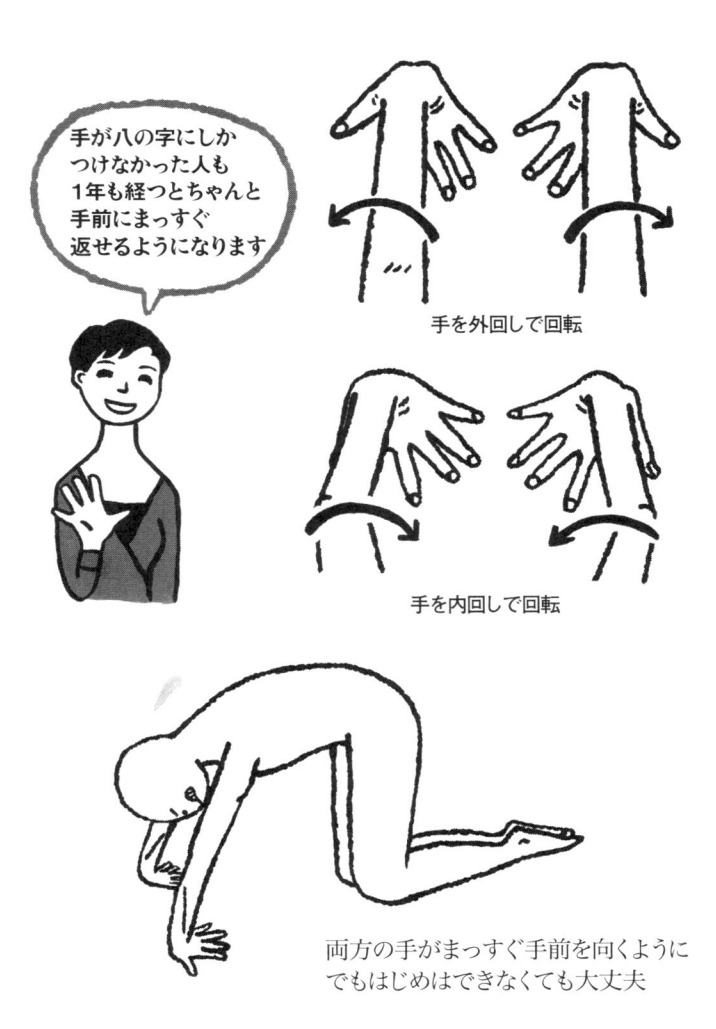

両方の手がまっすぐ手前を向くように
でもはじめはできなくても大丈夫

完全に手前を向くところまで回るようになります。でも、手首の柔軟性を目的としているのではありません。

可動域が広がるほど、より多くの筋肉、広い範囲の筋肉を育てることが目的です。

⑨ 楽なバージョンで毎日――ひざをついて腕立て伏せ

ひざをついて腕立て伏せをします。四つんばいの姿勢から、指をしっかり開いて両方の手が八の字になるように手先を少し内側に向けます。次に足の爪先をしっかり持ち上げます。

この体勢で、腕立て伏せをします。足の爪先が下がらないようにしながら、お腹を引いて行います。できるだけでいいですから、なるべく腕を深く曲げて床に近づき、そして、上がるとき体を前に出すようにしながら腕を伸ばします。

この腕立て伏せは、一般的なものより楽です。だから毎日続けましょう。

回数は決まっていません。「できるところからはじめる」、これが「きくち体操」の基本です。「もうダメ」と思ったときに、もう一回だけやってください。この「あと一回」が日々筋肉を育てるのに、効果があるのです。筋肉が育って、力がついてきたら少しずつ回数を増やしていきましょう。深い呼吸ができるようになります。

ひざをついて腕立て伏せ

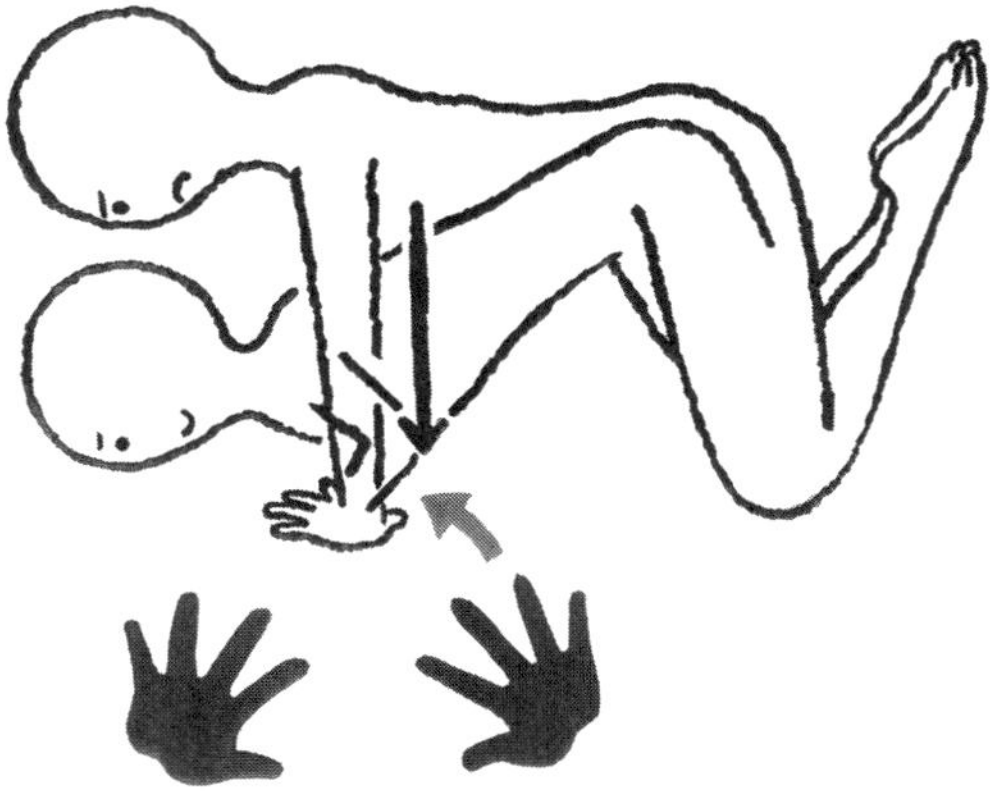

ひざをつくから
楽なはずの腕立て伏せ。
何回やってもいいですが、
5〜10回かな。少しずつ
筋肉を育てる。鍛えるの
ではなく、育てる

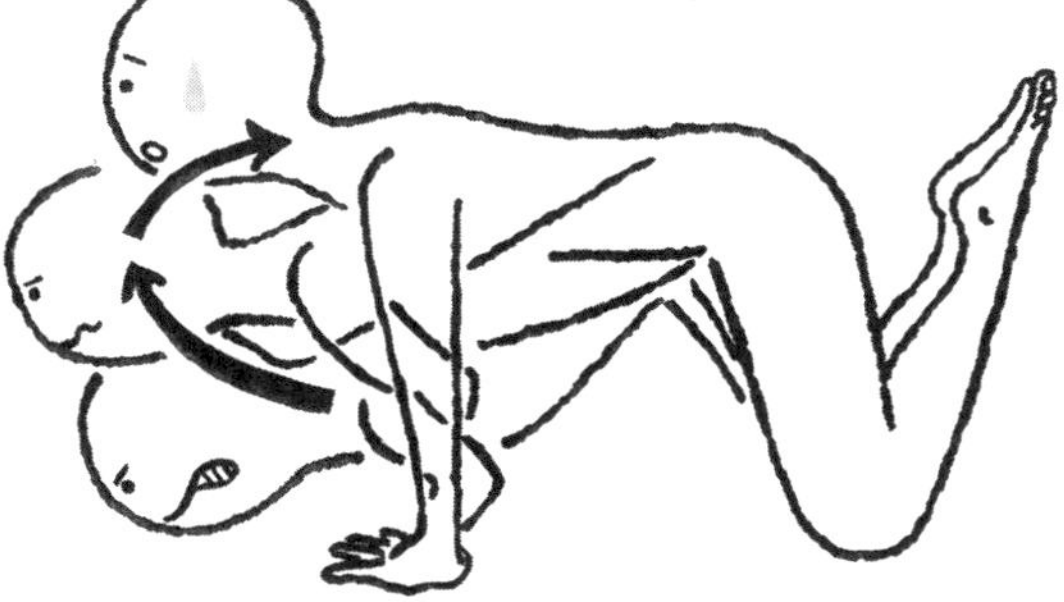

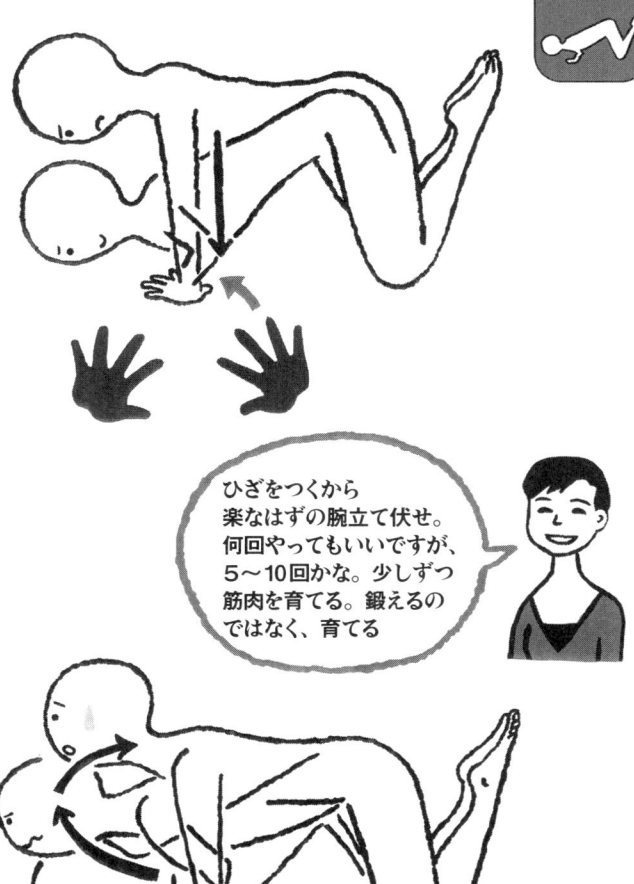

⑩ 気持ちよさそうなのになぜきつい?——にゃんこの形

「きくち体操」で「にゃんこの形」と呼んでいる動きです。猫が伸びをしているときのような形になります。

指を開いててのひらをしっかり床につけ、四つんばいの姿勢から、手を前に滑らすように伸ばして、胸を下ろしていきます。お腹を引く。上半身で床につくのは、伸ばした手だけ。ひじはつけない。おでこもつけない。背筋を伸ばすことを意識して。

指先から手首、ひじ、肩、腰までの筋肉がつながっているのを感じとりながら、ひじを曲げずに、両腕でしっかり上体を支えるように意識します。

もう一度、指を伸ばす、ひじを伸ばす、胸を下ろす……。

ひざの位置に気をつけましょう。体と直角になっているように。

その形ができたら、今度は、重心を右、左と移動したり、ひじをもっと伸ばしてみたり、お腹をもっと引いてみたり、いろいろと動かして、自分の体の状態を感じとり

にゃんこの形

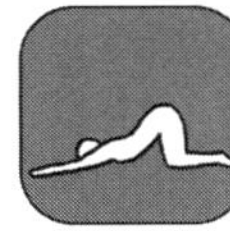

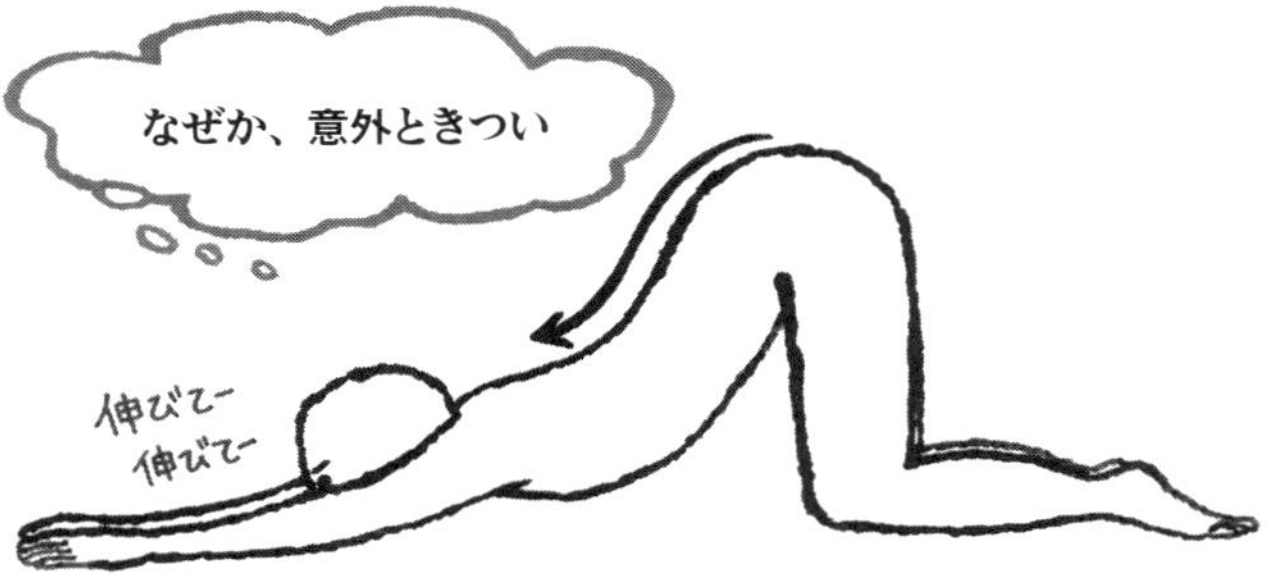
なぜか、意外ときつい
伸びてー
伸びてー

顔は下向き、おでこもひじもつけないこと。胸をつけていく

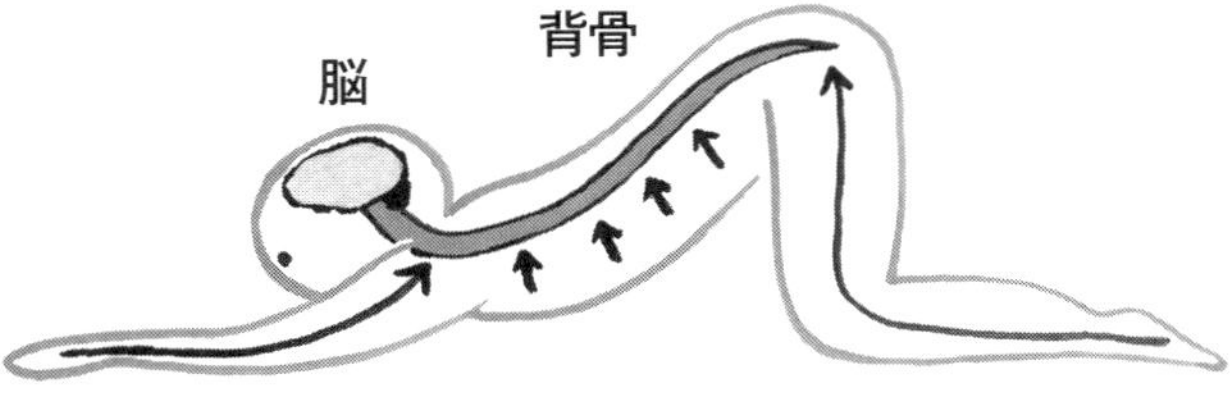
背骨
脳

背骨を感じてください。体のなかで脳に直接つながっているのは背骨だけです。「脊椎動物」だったことを思い出す動き

ます。

縮んでいた背骨が伸びて、喜んでいるような、イキイキしてきたような感じはしませんか？　背骨から全身に延びている神経ひとつひとつが活性化するという意識を持って、やってみるともっといいでしょう。

この動きは上半身全部の筋肉を育てます。筋肉が育つと、今まで重たい頭に押しつぶされていた背筋が伸び、背骨が自由に楽になります。それによって、脊椎を通っているたくさんの神経が刺激され、脳が活性化されます。

⑪ 簡単なようだけどしっかり効果が――おへそを見る腹筋

次は腹筋を育てる動き。腹筋が衰えてくると、全身が弱ります。体のあちこちが不調になる。腰痛、肩こり、便秘、下痢、冷え性、胃の痛み、血のめぐりが悪い、疲れやすい、気持ちが落ち込む、などなど。そう、あなたのその不調は、腹筋が弱ったために起きているのかもしれません。

腰を支えて、お腹を引っ込めるというコルセットの役割は、本来は腹筋がやっている仕事です。腹筋を育てればガードルや補整下着なんかまったく必要ないし、腰を痛める危険もないのです。二足歩行になったために、人類は腰痛という宿命を背負った、と言われていますが、私はそんな宿命を背負っているとは思いません。

仰向けに寝て、ひざを揃えて立てます。足の裏をしっかり床につけ、手は自然に体の横に。腰を反らさないで。手をウエストの下に入れて腰が床にしっかりついていることを確認します。この体勢で、ぐっとお腹を引っ込めます。お腹を引く感覚がわからない場合は、一度お腹を出してから引けばわかります。そして、ぎゅーっとお尻の筋肉を寄せる。

おへそを見ながらじょじょに上体を起こします。まず、頭を持ち上げる。首、胸、胃の順に持ち上げる感じ。このときに、首や肩は力まない。おへそを見るのは、腰を守るため。完全に起き上がってこられなくても十分。やっているうちに起き上がってこられるようになります。おへそを見るだけでも腹筋は育ちます。頭が重くて持ち上げられない人は、両手で頭を支えてもいいです。そのときはひじを開いて。

回数はきまっていません。若いころは一〇〇回できたけど今は年をとったから無理？　年をとったら、余計にやるんです。三〇回やってた人は六〇回やるんです。年をとったからこそ体を使うことで意識を使い、脳を活性化させるんです。

この体操をするとね、視力も上がるんですよ。

毎日やらなきゃダメですよ。

おへそを見る腹筋

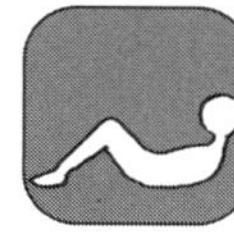

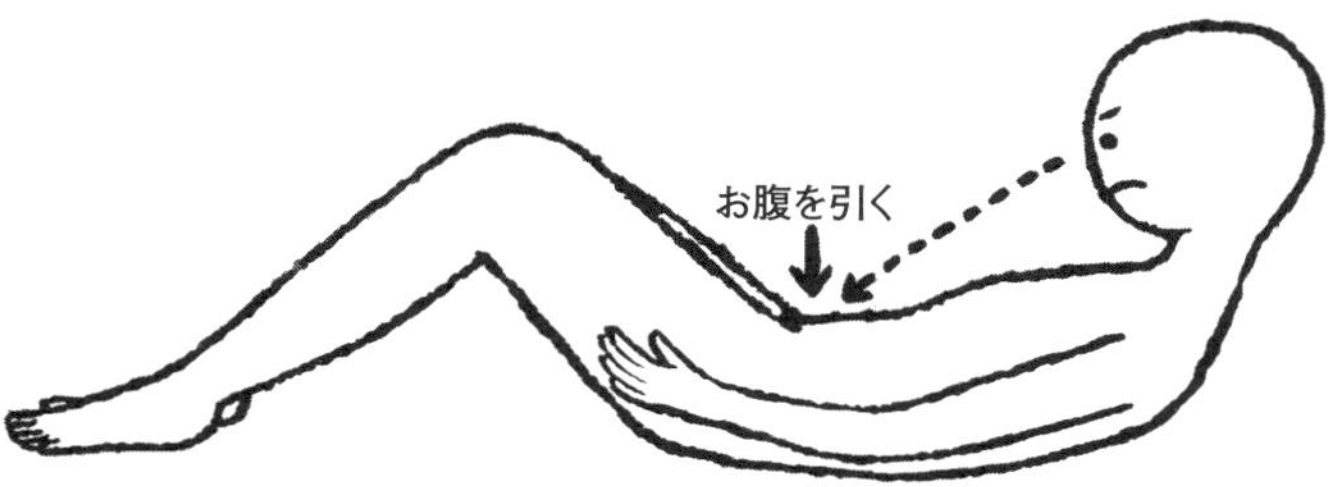

全部起き上がらなくてよい。おへそを見て、お腹を引く、を繰り返す

力を入れたらお腹が出てしまうのはダメ。

お腹を引くのがわかりにくいなら、一度お腹をふくらませてから、ぐっと引いてくる。お腹が床につくというイメージで。

⑫ ななめの筋肉を育てる――寝て腰を横に立てて、体をねじる

体をねじる動きでななめの筋肉を育てる。

あお向けに寝て、両ひざをかかえる。この体勢のまま体を横に倒します。上になった脚のひざのあたりを下になった側の手で押さえて、動かないようにします。そして、お腹を引いて、上になったほうの手を胸を開くようにしながら背中の方向へ伸ばしていきます。顔はあごを引きながら、伸ばした腕の方向に向け、目をしっかりあけて、指先が遠くに伸びるように意識します。目で引っ張る、という気持ちで。

骨盤は床と直角に立てて前に向け、お腹を引いて腕は外に開く、その両方の力でウエストからねじるのです。腰からお腹、胸、肩とななめにつながる筋肉が使えているのを意識します。お腹をさらに引くと、ねじれているのが、もっと深く感じられるでしょう。普段、生活の中で体をねじる動きが少ないので、この筋肉が弱っている人がなんと多いことか。この筋肉は実は腹筋なんですよ。

ななめの筋肉を育てる

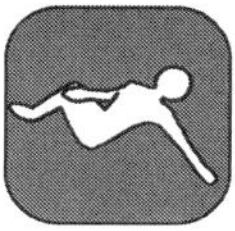

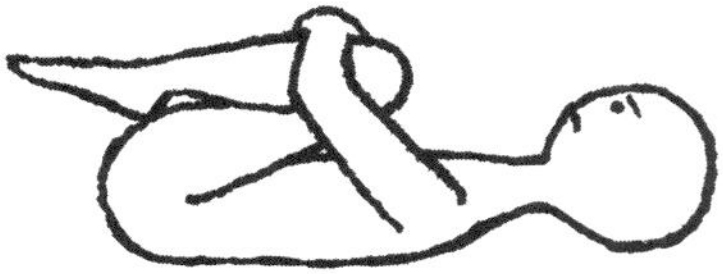

①あお向けになってひざを抱える

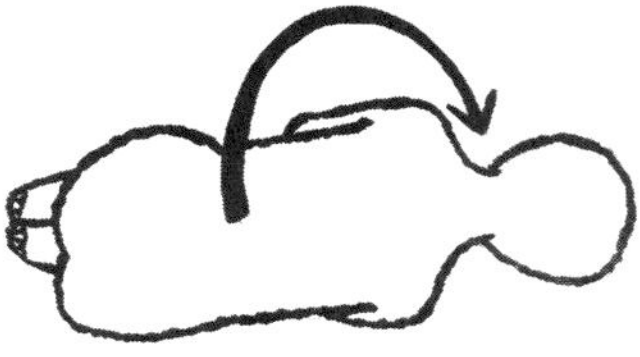

②抱えたまま横になる

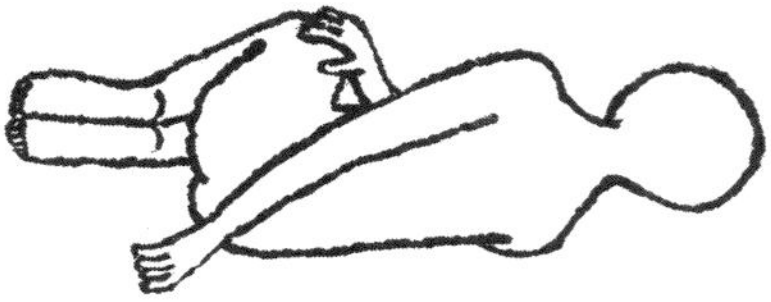

③下になった手でひざを押さえる

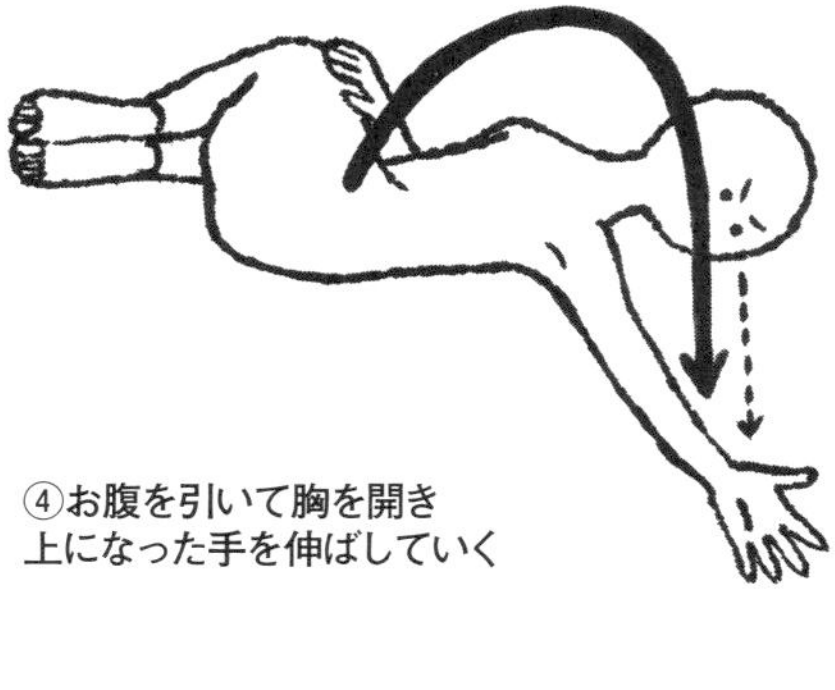

④お腹を引いて胸を開き
上になった手を伸ばしていく

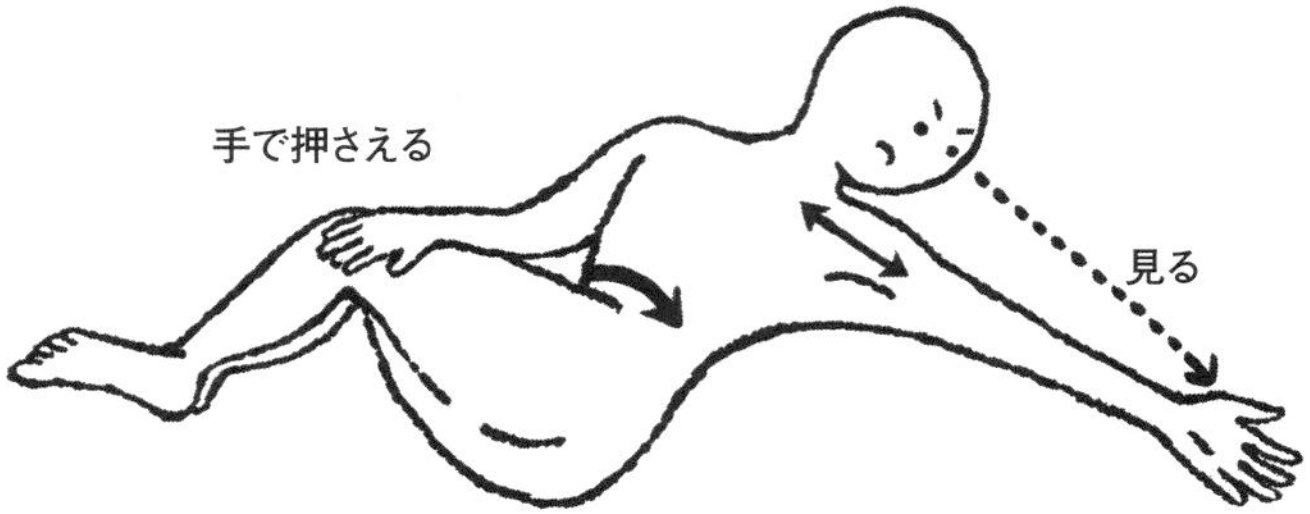

お腹を引いてウエストからねじることで、ななめの筋肉を育てます

⑬ たくさんの筋肉の動員――首を動かす　後ろ〜前〜横

すごく効果がある動きです。正座でも椅子でも、立ってでもできます。

首に手を当てて触ってみましょう。今触っているその首は、毎日、四六時中、約七キロもある重たーい頭を持ち上げています。知らない間に支えられなくなっていて、猫背になっていませんか？　首にはしっかりした筋肉が必要なんです。

首の筋肉が弱ると、嚙めなくなる、アタマがはっきりしない、唾液が出づらい、視力、聴力が落ちる、頭の重さに押しつぶされて頸椎がずれたり、減ったり、猫背になったり、ひざや腰が痛んだりする……など、さまざまな症状が現れます。でも、これらは、首の筋肉が弱ったことで起きることが多いのです。自分で弱らせたんですよ。その自覚のない人が多すぎます。

では、首を動かしてみます。

まず、お腹を引いて背すじを伸ばす。両手を胸に当てて、胸が上がらないようにぴたーっと押さえて首をゆっくり後ろに倒します。口を結ぶ。あごを上に引き上げる。目をしっかり開く。肩は下げて、手とあごで引っ張りあうように。

あご先を右ななめ上、左ななめ上と引き上げながらゆっくり動かします。首から肩につながるいろんな筋肉を感じ取りながら。

つづいて、両手を頭の後ろに当てて、首を前に倒します。お腹を引いてあごを引く。首の後ろの筋肉がしっかり使えているのを感じながらゆっくりと下を向いていきます。

あごだけを左右に傾けるようにして、首の後ろのいろいろな筋肉を感じとります。おじぎをしないこと。肩甲骨を下げ、お腹は引っ込めます。

今度は首を横に倒します。片手を反対側の側頭部に軽く当てて、少しずつ傾けていきます。両方の肩を下げて、使われている筋肉をじっくりと感じとります。

このようにして動かすと、肩周辺が楽になるのがわかります。首にはいっぱい筋肉があるなあ、と感じながら、大事にひとつひとつを動かして育てましょう。

首を後ろへ動かす

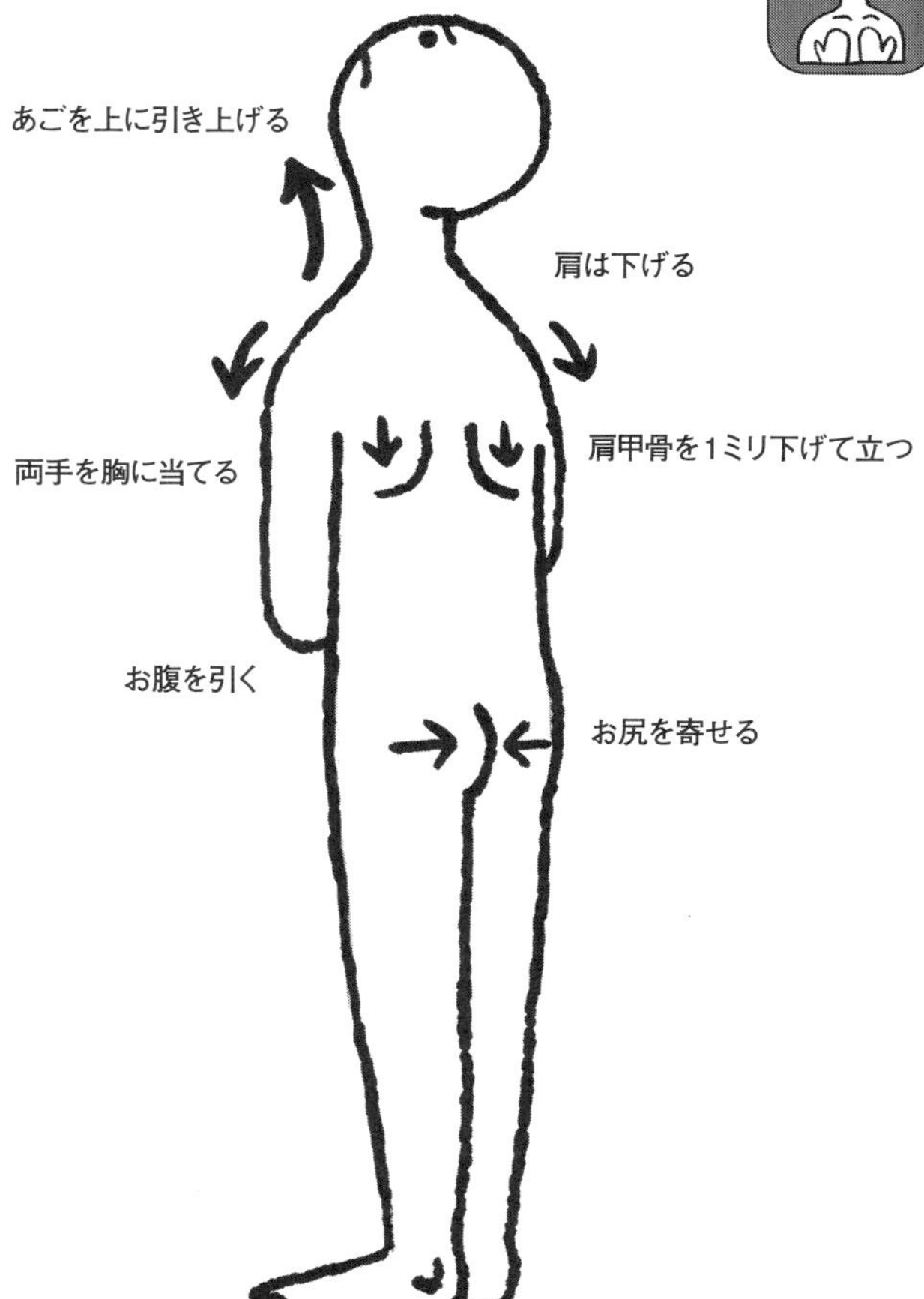
あごを上に引き上げる
肩は下げる
両手を胸に当てる
肩甲骨を1ミリ下げて立つ
お腹を引く
お尻を寄せる

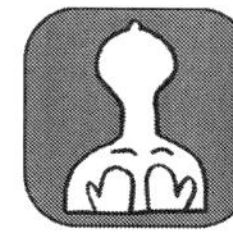

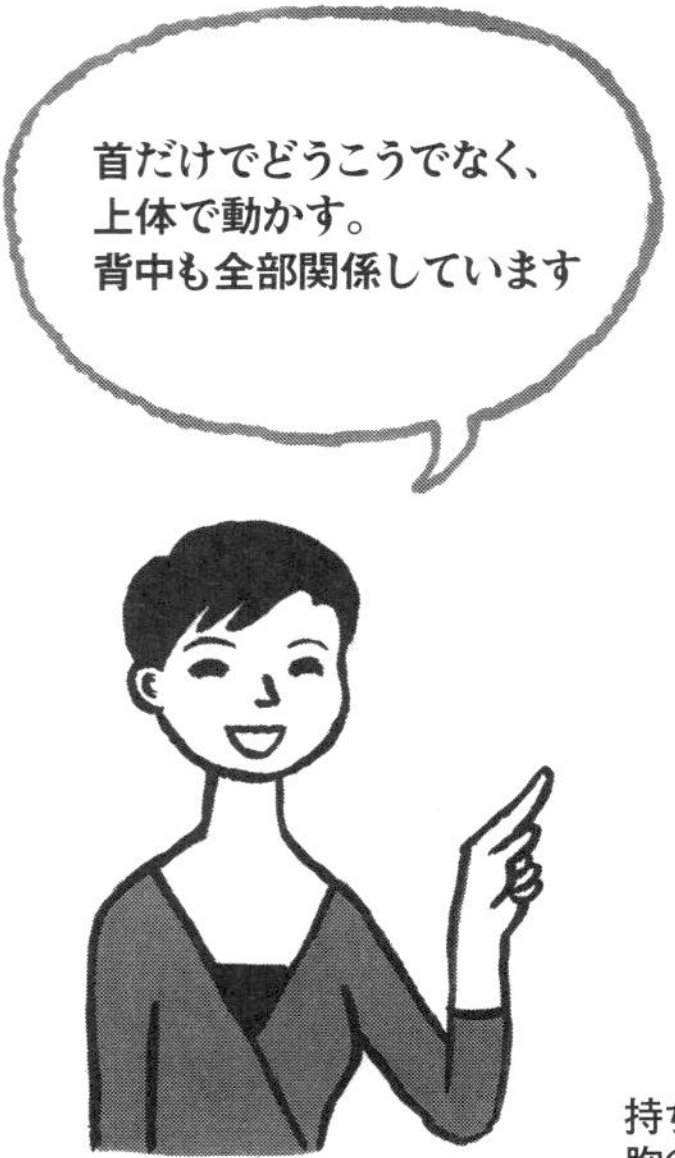
首だけでどうこうでなく、
上体で動かす。
背中も全部関係しています

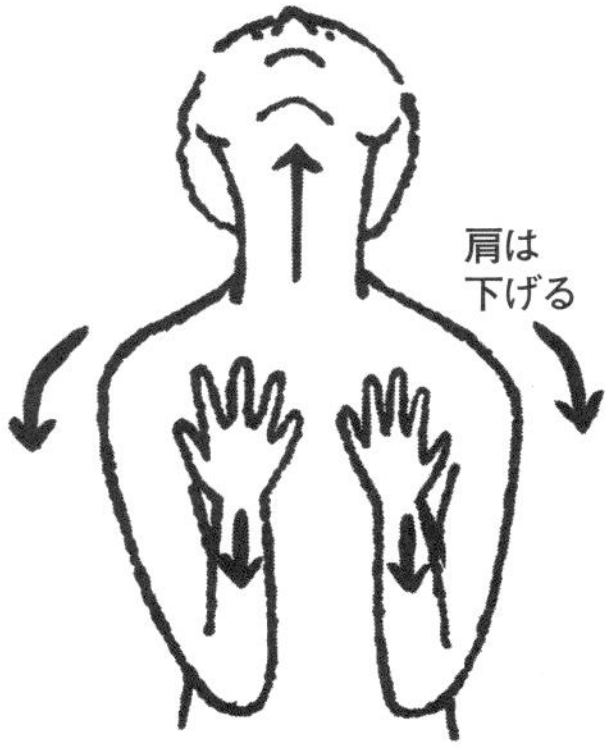
ゆっくり伸ばして、
戻して、また伸ばす
肩は
下げる
持ち上がらないよう、
胸の上あたりを手でぴたーっと押さえる

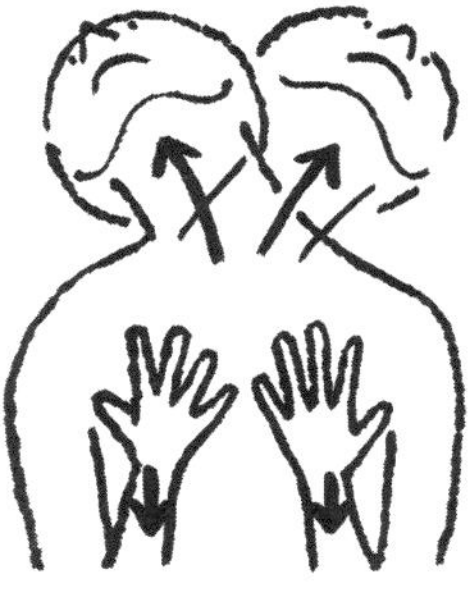
あご先を右や左方向へ動かす。
そのとき一回一回戻してから
方向を変える。
ねじらない

首を前に倒す

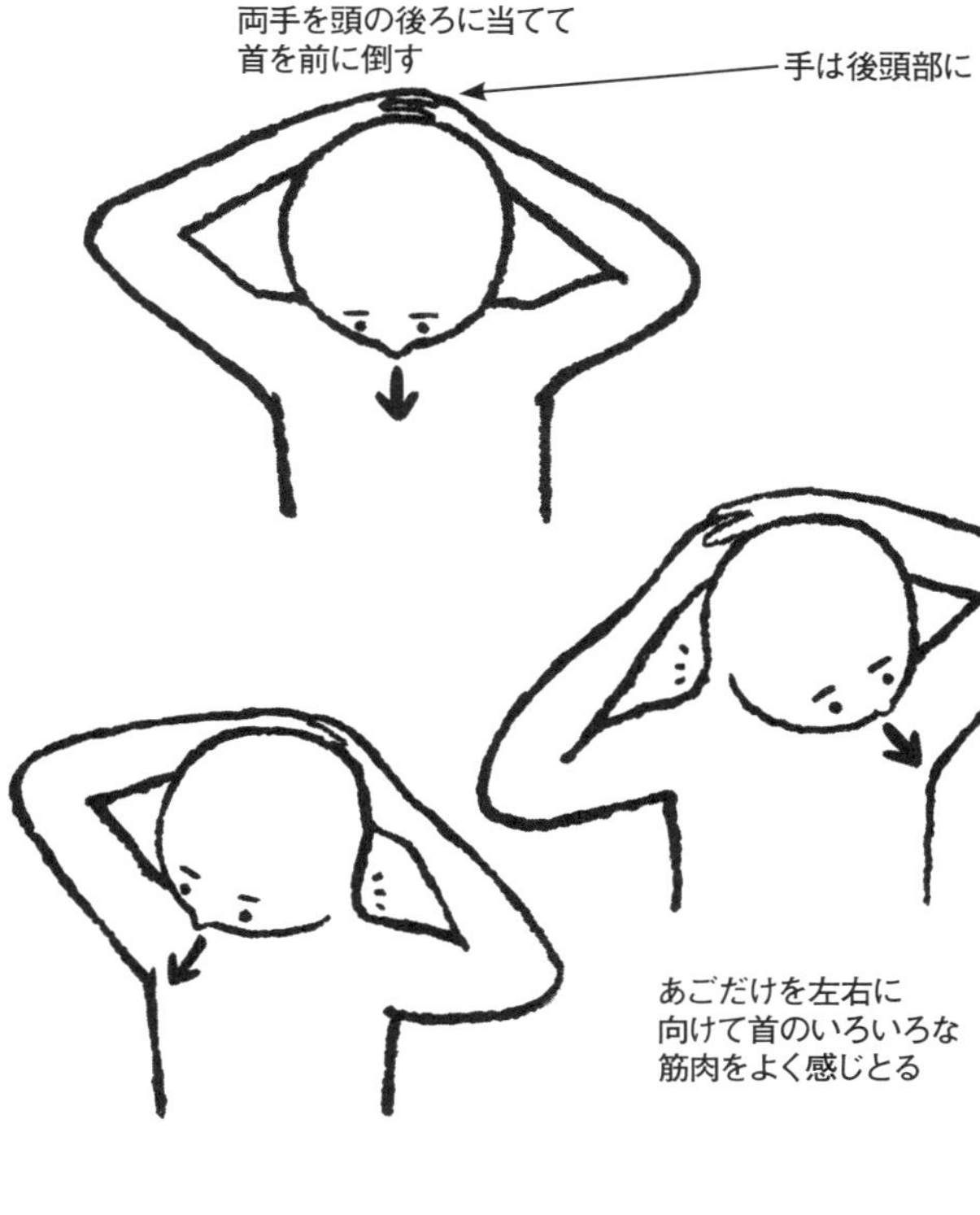
両手を頭の後ろに当てて
首を前に倒す
手は後頭部に
あごだけを左右に
向けて首のいろいろな
筋肉をよく感じとる

首を横に倒す

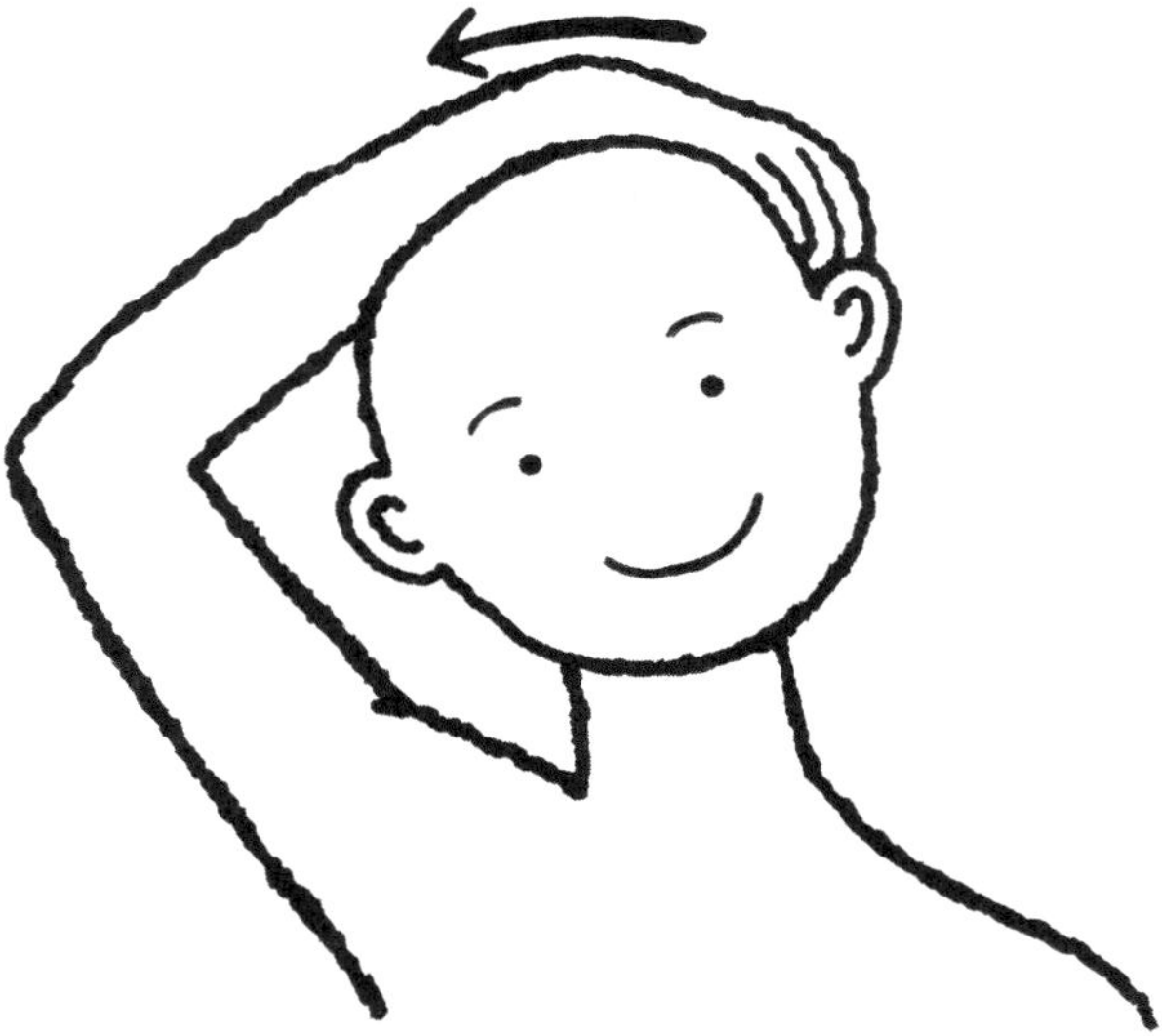

耳の上あたりに軽く手を置いて、首を傾ける。
無理に曲げない

⑭ 体のすみずみまで感じとる——腕回し

腕を回しますが、ぐるぐるとただ早回しをするのではありません。足を肩幅に開いて立ちます。足を揃えてすると、ひっくり返る人もいるので。足の裏全体でしっかり地面をつかみ、お腹を引っ込めお尻の筋肉を寄せます。まず前回し。腕を開いて、両手をゆっくり後ろから前に回します。ひじを伸ばしたまま、両腕が耳の脇を通るようにできるだけ大きく回します。指先でなるべく大きな円を描くように。腕につながる筋肉を感じとりながら、足はどんどん下へ、地球の中心に向かって、と思いながら手を上げていきます。足の力で腕を回し、足の力で手が伸びる、そんなイメージで動かします。反対回しも指先で大きく円を描きながら、腕からつながる体の後ろ側の筋肉を感じとりながらじっくり回します。

手を回しながら自分の体を探るつもりで全身を感じながらやってみてください。読むとやるとじゃ大違い、ですよ。

全身を感じとる腕回し

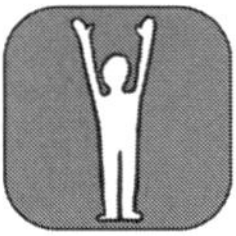

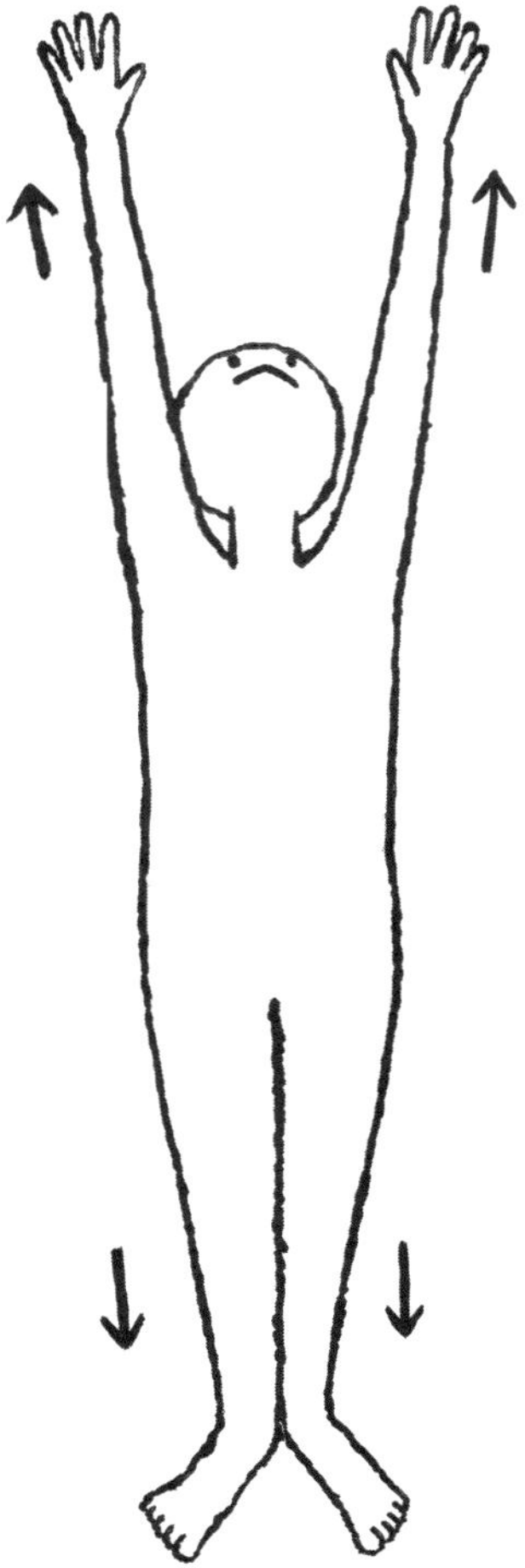

手を上げて上へ
上へ伸びていく

脚は下へ下へ地球の中心へ伸びていくと思っていると、手が上へ上がります

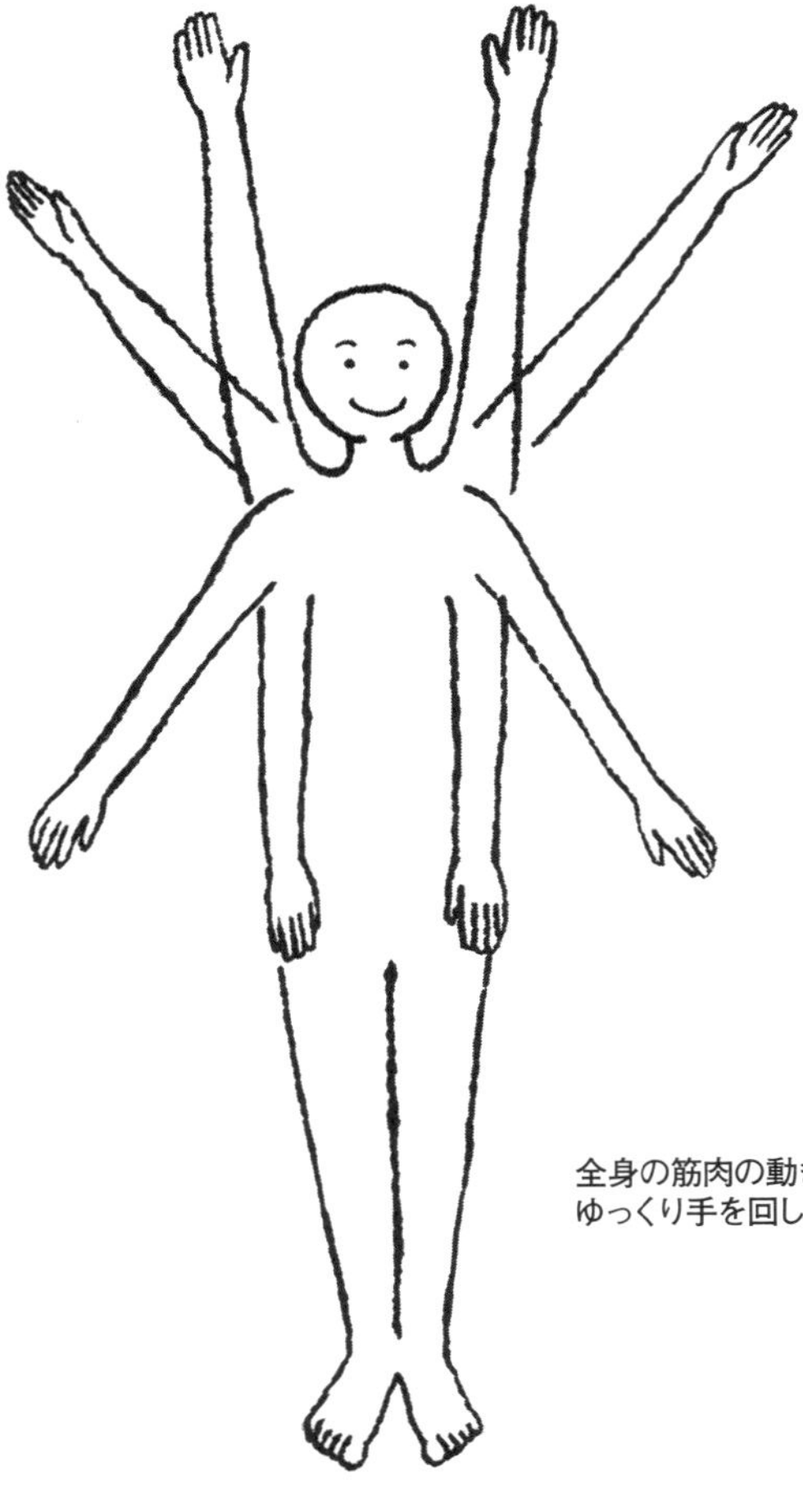

全身の筋肉の動きを感じながら、
ゆっくり手を回していく

⑮ いつの間にか難しくなっている——両手を後ろで組み体を前に倒す

足を肩幅に開いてしっかり床につけて立ち、肩甲骨をぐっと寄せて、後ろで両方のてのひらを組みます。

組めない？ そういう場合はタオルを持てる幅で持って行いましょう。組めない人は、腕や肩、胸、背中などの筋肉が弱っていますよ。背中に脂肪もついてます。

肩甲骨を寄せたい、寄せたい、と思って肩のつけ根を後ろに引き、手を組みます。お腹を引いて。腰はそらさない。足全体にしっかり力を入れて、床を踏みしめる。

ゆっくりと体を前屈していきます。ひざが曲がらないように、お腹を引っ込めて。無理せず、できる範囲でやりましょう。胸は開いたまま。両腕はだんだん上に向けて立てていきます。立てた腕はそこからさらに、できる人はぐーっと前のほうに持ってきてもいいんですよ。

そのまま組んでいた手をゆっくりはずして、前に下ろします。

両手を後ろで組み体を前に倒す

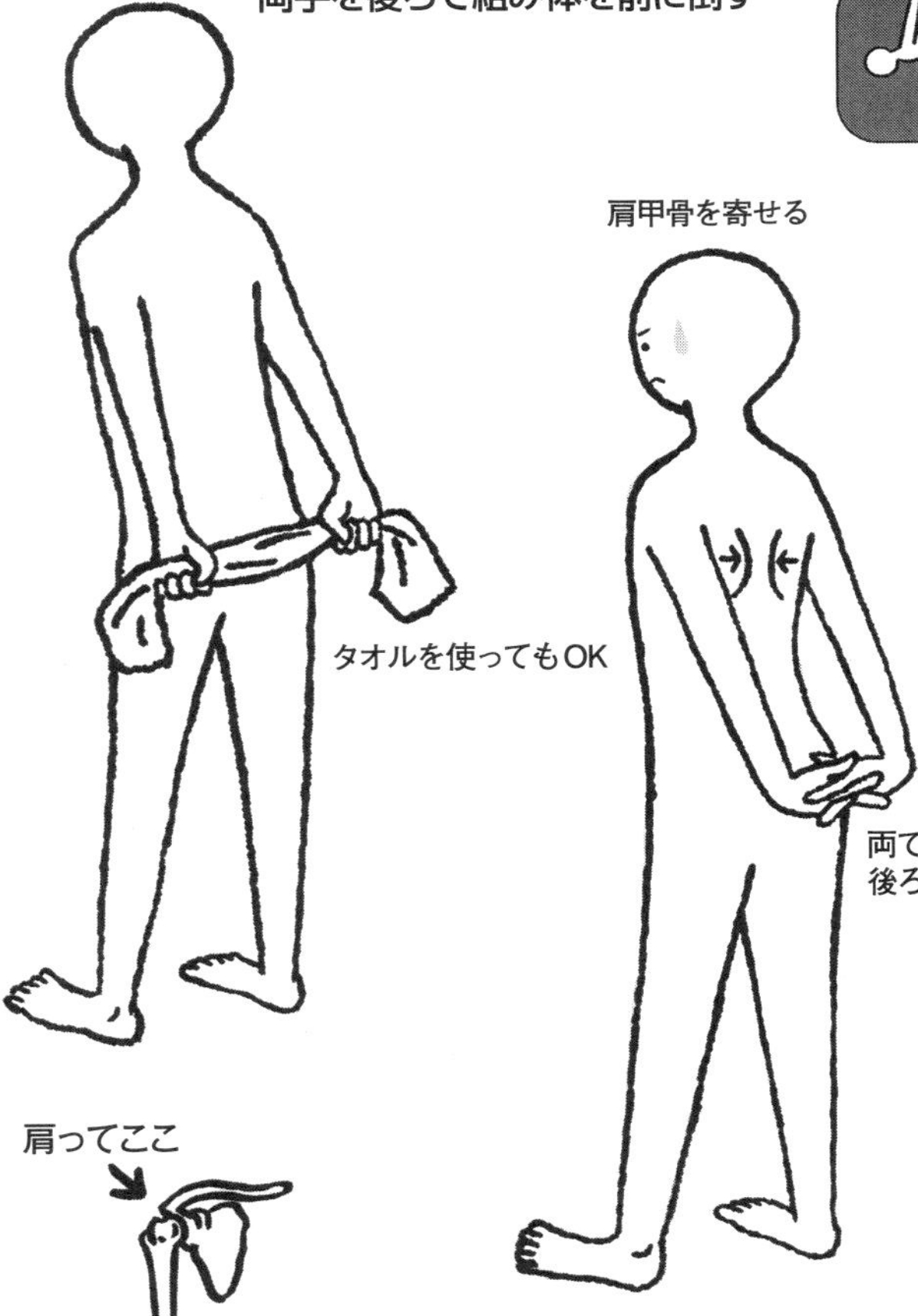
タオルを使ってもOK
肩甲骨を寄せる
両てのひらを
後ろで組む

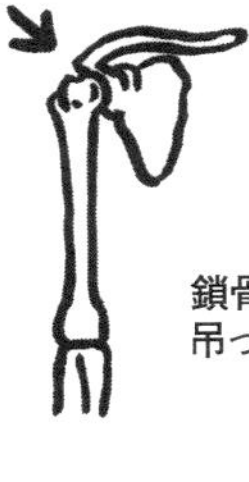
肩ってここ
鎖骨と肩甲骨で腕を
吊っている接点が肩

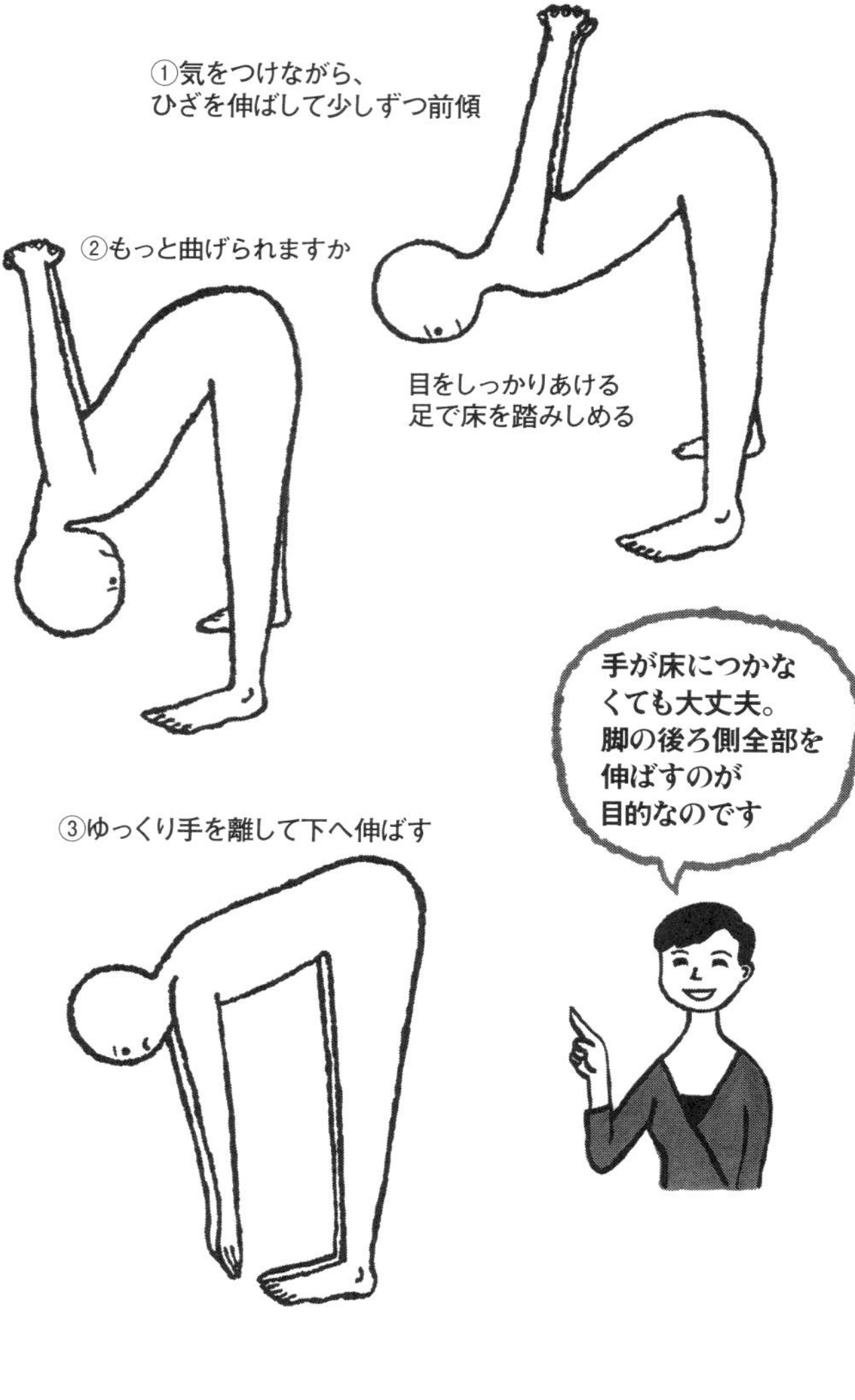
①気をつけながら、
ひざを伸ばして少しずつ前傾
目をしっかりあける
足で床を踏みしめる
②もっと曲げられますか
手が床につかなくても大丈夫。
脚の後ろ側全部を伸ばすのが
目的なのです
③ゆっくり手を離して下へ伸ばす

第四章　「きくち的生活術」——日常のきくち体操

起きてから寝るまで「きくち習慣」

「きくち体操」では、「体意識過剰」をお勧めしていますから、何げない日常のひとこまひとこまで、体のことを何かしらやって、「自分」から気を離さないという習慣が大事です。

一般的に動かすというのは、その部分をおとろえさせないために動かすでしょ。でも「きくち習慣」というのは、「この体が自分だ」という感覚を鈍らせないために動かしたり、触ったりすること。これも「きくち体操」だと思っています。

わざわざ動かす時間がとれなくても、朝起きてから寝るまで、「すきあらば『きくち体操』」とばかりチャンスを狙って、意識を向けて筋肉を動かしてみてください。「あ、これが自分だ」と、そのたびによみがえってくるはずです。誰も見ていなかったら、ばんばんお尻をたたいて、お尻の感覚をはっきりさせたり、むぎゅーっとお腹をつかんでお腹の感覚をはっきりさせる。ふと壁に向かって腕は弱っていないかと、壁で腕立て伏せをしたり。

この「自分」から気を離さない積み重ねは必ず、体調を整え、この体で生きていけるという自信がつき、さまざまな苦難をのりこえる精神力と体力が育っていくはずです。

たえずお腹を引く習慣

いつも、お腹を引いていましょう。とくに一般的な腰痛持ちの人は日常的にお腹を引く意識を持つことが本当に大事です。これだけでつらい腰痛から解放された方もいるくらいです。

お腹を引くと、腹筋が腰を支える本来の役目を果たすからです。生徒さんの中で腰痛の方は腰が痛いために自然にこの「いい姿勢」をとっちゃうという方もいます。こうすると痛くない、そして治っていくとのこと。

ちょっと腹筋を緩め、お腹の力を抜いてみてください。お腹がだらしなく出てくるでしょう。腰痛の方は真似しないでくださいね。腰が反るようになって負担がかかるのがわかりますか？　ひざも緩むでしょう。お尻や腰まわりの筋肉も緩むのがわかりますか？　これでは腰を支えられないことが実感できるでしょう。無意識でいるところなっているのです。これが腰痛を引き起こすのです。

お腹を引き、胃を上げるようにしてみると、体がしっかりするのでらくになります。もともと私たちには、腰をしっかりと支える筋肉のコルセットがあるのです。それをしっかり育てて使って、自前のコルセットで最後まで自分を支えていけるのです。そういうふうにあなたはできているんですよ。忘れないで！

歩くときだってお腹を引く

ウオーキングが大ブームですが、これで腰とひざを痛めてしまう人がとても多いんです。歩くときもお腹をぐっと引いてみてください。お腹を引くと歩きにくい？　そういう方は、だまされたと思って、第三章の⑪腹筋や③足首回しをしっかりやってから、歩いてみてください。そうすると違いがわかるはず。お腹だって引けるようになってきます。

肩甲骨を一ミリ下げる習慣

私はよく「肩甲骨を一ミリ下げてね」と言います。一ミリってなんですか？　そうしようとする気持ちのこと。たくさんではなく、ちょっと肩甲骨を意識して下げる。それだけで頭がすっと持ち上がり、胸が開いて、呼吸が楽になります。お腹も引けます。なにより気持ちがシャンとして、生気のある美しい姿勢になります。疲れたときほど、肩甲骨を意識してください。

台所仕事をするときも、この、肩甲骨一ミリ下げを意識すると、手首が楽に動くようになり、包丁さばきも軽快になります。

立っているときこそ「体意識過剰」に

「無意識では立たない」と自分に約束をします。

まず、足の指、とくに小指裏、かかとでしっかりと地面を感じとる。ひざを伸ばし、お尻を寄せ、お腹を引く。最後に肩甲骨を一ミリ下げる。そして、これだけ意識

立つ姿勢

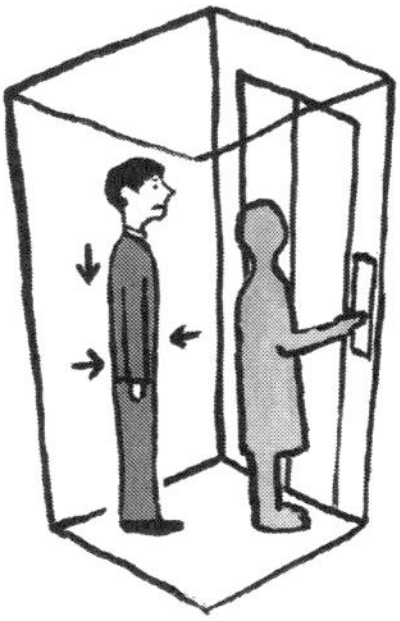

いつでもどこでも
エレベーターに
乗っているときも

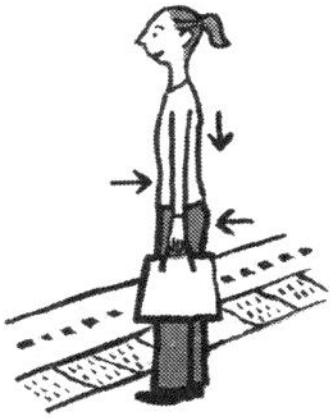

ホームや電車のなかでも

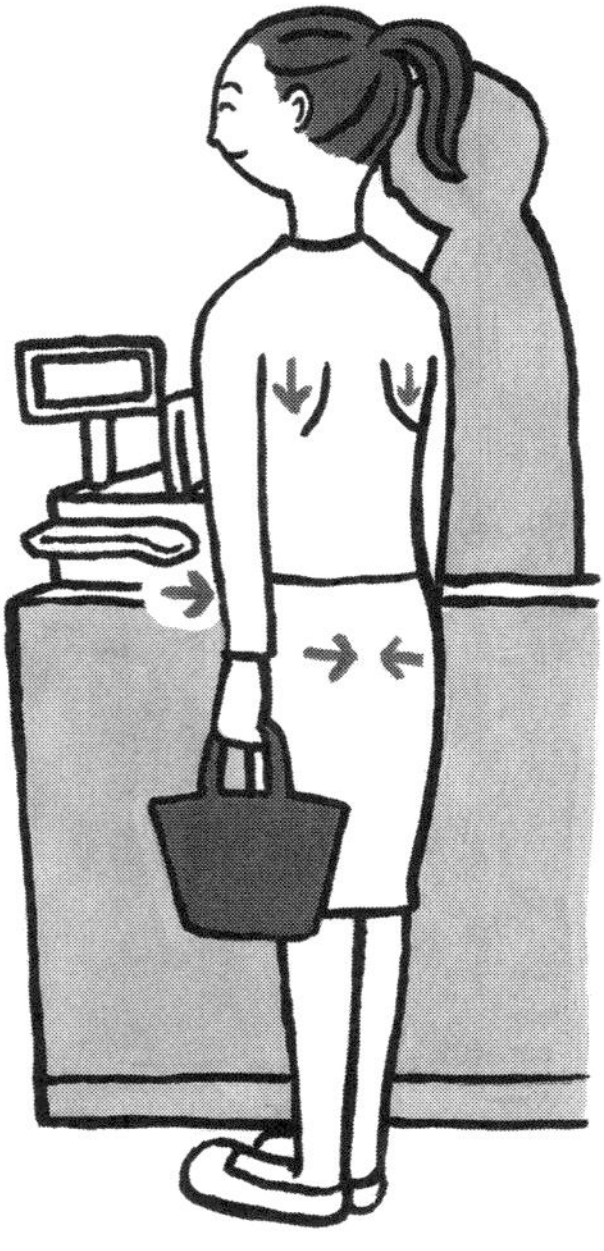

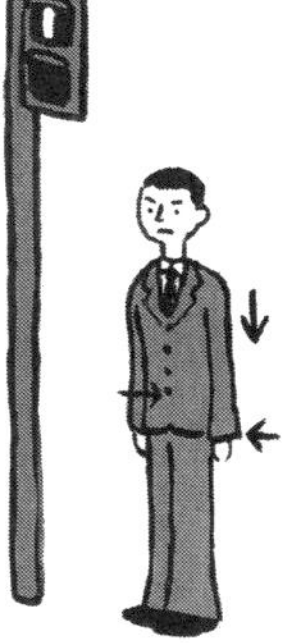

信号待ちでも

肩甲骨を1ミリ下げて、お腹を引き、お尻を寄せて立つ。
これだけで十分筋肉は育つのです

を使うことが自然になっていけば、筋力がなくなって、体調が悪いとか、元気が出ないということとはご縁がなくなります。

座っているときだって「体意識過剰」

「無意識では座らない」と自分に約束します。

座るときは足の裏を地面にしっかりつける。背もたれに寄りかからない。ひざを寄せる。肩甲骨を一ミリ下げて、お腹を引き、できるときは、ももの裏側の余っている脂肪をそうっとそうっとお尻の後ろに持ってきて、お尻の両脇の余った脂肪も後ろへ持ってきて、お尻を寄せて座ります。

この姿勢で座ると、全身の筋肉を使っているのが感じとれるでしょう。今、まさに自分の体がよくなっていっているという喜びをもって、意識し続けてください。

当然、太ももやお尻の筋肉が育ちますから、太ももの緩みが取れますし、お尻の形もよくなります。それに、腰がしっかり支えられるようになるので、腰痛防止にもつながります。

座る姿勢

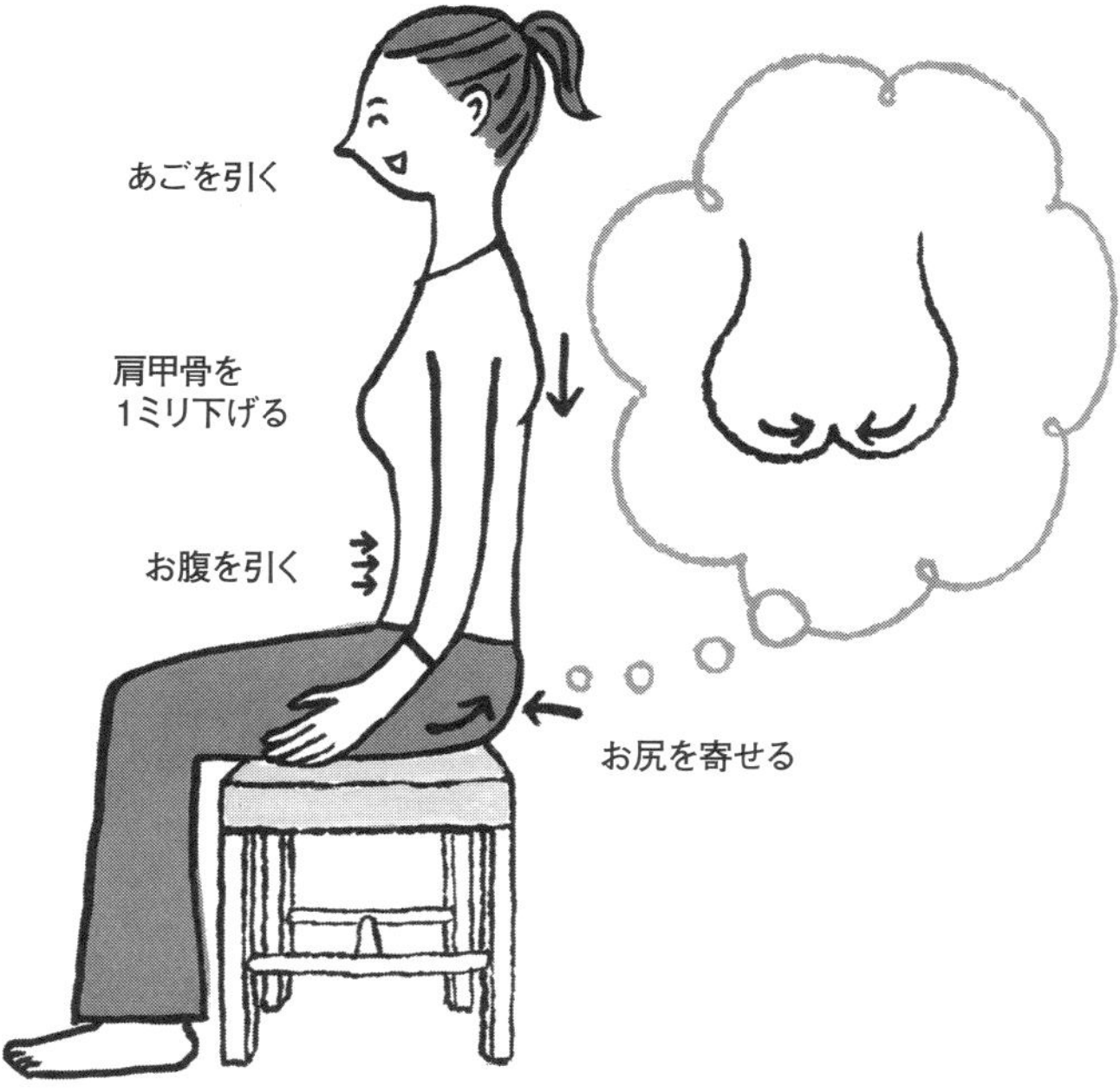
あごを引く
肩甲骨を
1ミリ下げる
お腹を引く
お尻を寄せる

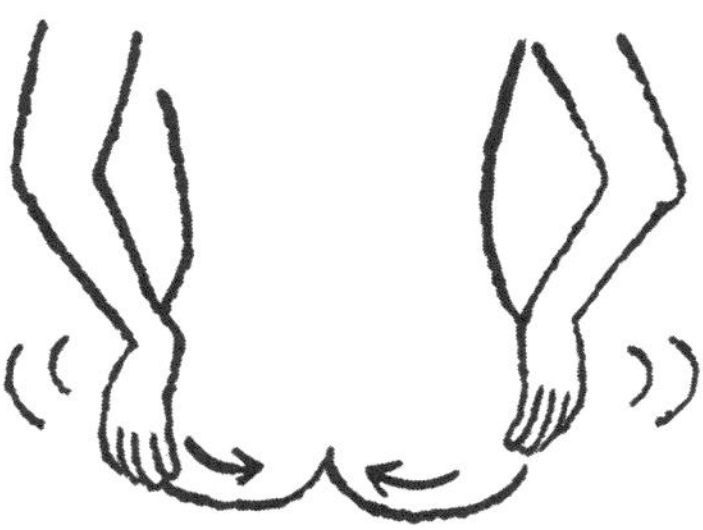

広がるお尻の肉を手で寄せて
しまいこむ。太ももの後ろの肉を
お尻のほうへ

正座のときも、お腹を引いて背筋を伸ばし、お尻を締めて座ると、脚の一ヵ所に全体重がかかるということがなくなり脚全体に重さが分散され、しびれにくくなります。

左右をバランスよく使う

私たちは、日常生活のなかで、気づかないうちに利き手ばかり使ってしまっています。字を書く、箸を持つ、歯を磨く、荷物を持つなど、ほとんどのことを利き手でやっています。また、荷物を持つ手がいつも同じ側の手だったりします。これが、「体無意識生活」です。このように同じ側ばかり使っていると、使っている側の筋肉は育ち、使わない側の筋肉は弱っていきます。体のバランスが崩れてきます。歩くときなどにも微妙に影響が出て、背骨や骨盤が歪んだり、ずれたりすることもあります。左右のお尻の大きさが違ったり、脚の太さが違ったりもします。

体のバランスをとるためには、意識して反対側も使う、少なくとも荷物は、両方の肩や手で交代に持つようにしましょう。これも体意識過剰生活ですよ。

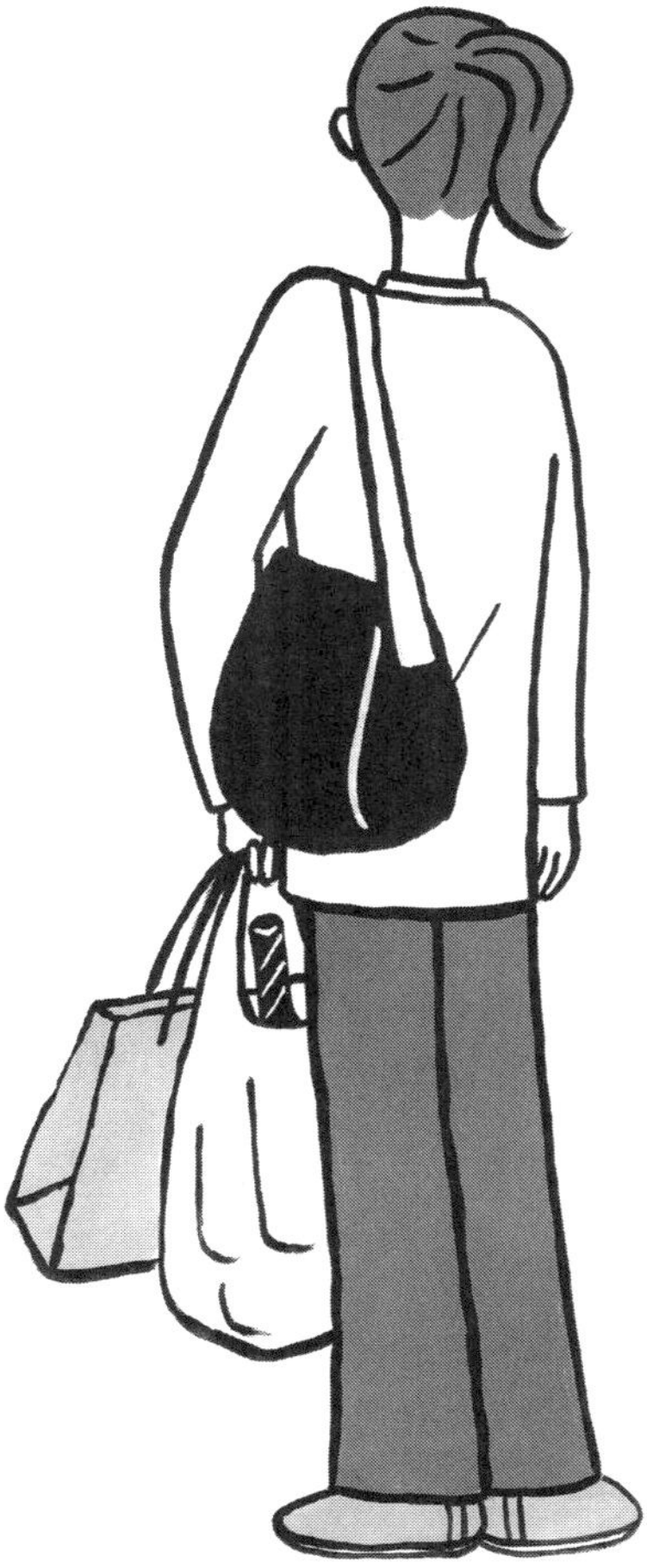

いつも同じ側で持っていると……

補整下着に頼ると……

人気の補整下着ですが、日常的に補整下着を使うと、体が補整下着に頼って、全身の感覚がにぶくなって筋肉が育たなくなってしまいます。

筋肉がしっかりしていれば、体型がそんなに崩れることはありません。筋肉が衰え、弱ってしまったから、お腹が出て、お尻がたれて補整下着が欲しくなるのです。お腹まわりをスッキリさせ、ヒップアップしたいなら、本当は筋肉を育てるしか方法はありません。

また、補整下着を脱いだときは、無理やり締めつけられていた体は、ここぞとばかり緩もうとします。筋肉が育つわけがないのです。だから、補整下着はかえって体型を崩してしまう、体にとっては逆効果になってしまうんです。

補整下着を試着してみました。なんと着けにくいこと！　なかなか入りませんでした。着けてみると、自分の体の感覚がわからなくなって、締めつけられているのだけがわかりました。体を動かしてみても、どの筋肉を使っているのかわからない。どこを動かしているのかもわからない。怖くなってすぐ脱ぎました。自分の体をとらえる感覚を失ってしまう。脳がボケてしまう。恐怖を感じました。「私のは緩いからいいの」という方もいますが、何も着けていないのとはまったく違います。夜、寝ているときも不安ではずせない、はずすと自分がわからなくなる、という人もいます。そういった、体に対する甘いとらえ方があなたをどんどん弱らせていきます。筋肉が育てば、補整下着はいらなくなるんです。どうしても身に着けるというなら、特別なお出かけやパーティーのときだけにしましょう。

朝、目覚めたら

目覚めたら、まず、今日も「体意識過剰生活」のはじまり！と思いましょう。私たちは、寝ているあいだは、使っていない筋肉が衰えています。ふとんの中で手も足もグーパー。一本一本の指がちゃんと使われているか感じとる。感じとれたら、脳が目覚め、体意識過剰生活のはじまりです。全身の血流がよくなり、全身が目覚めてきます。冬の寒いときでも手足が温かくなってきます。

顔を洗うとき

洗面所の前に立ったら、ひざをグーッと伸ばすことと、お腹を引くこと。

朝、起きたときというのは、ひざが緩んでいます。眠っているあいだに緩んでしまうんですね。ひざが緩んでいると、姿勢が悪くなるし、太ももの筋肉がしっかり使えません。だから、朝一番でひざに意識を向けて伸ばしましょう。

足の裏全体でしっかりと床を踏みしめ、ひざをグーッと伸ばすようにしっかり立ちます。このとき、お腹を引くことも大事なポイントです。

机に向かっているとき

足には、しょっちゅう意識を向けていてください。会議、デスクに長時間座っているとき、靴を脱げるようなら脱いで、脱げなくても靴の中で、意、識、を向けてしっかりと足の指のグーとパー。ただ無意識でグーパーグーパーするだけではやる意味がありません。そして足首をし、っ、か、り、感、じ、と、り、な、が、ら回す。これもただ回すだけでは意味が

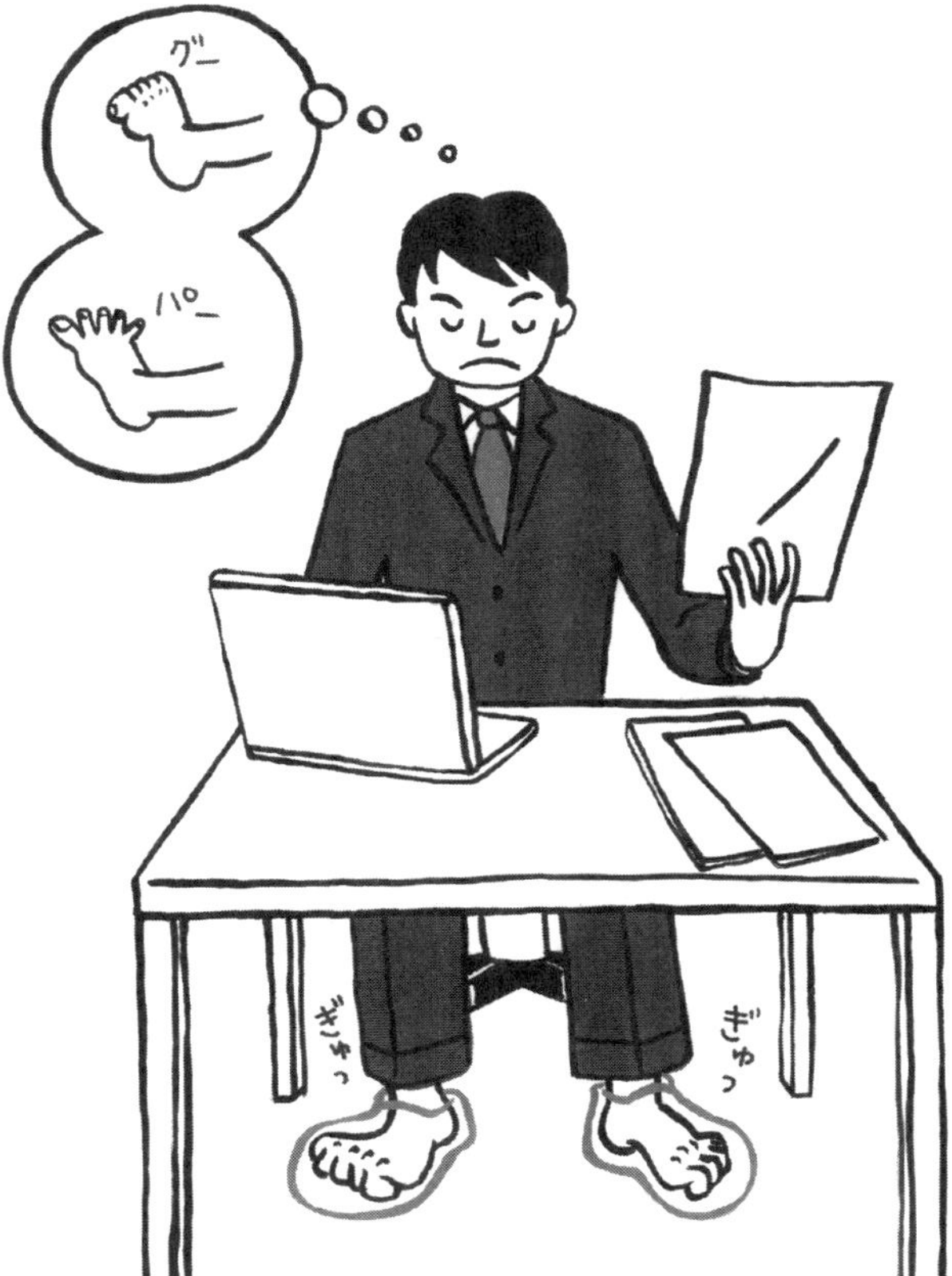
グー
パー
ぎゅっ
ぎゅっ

ありません。ひざを伸ばして足首を回せば、太ももの筋肉も育てることができます。一時間に一回くらいグーとパーや足首回しができると、疲れがたまりません。飛行機の中でもエコノミークラス症候群をふせぐことができます。

デスクやテーブルに手をつける場所があったら

腕は毎日目の前にあるにもかかわらず、あまりにも当たり前で、意識を向けられていません。自分の腕が今、どんな状態になっているか、触って、目でも見てください。

ときには、テーブルやデスクを利用して、立ったまま第三章の⑧ひじ伸ばしの動きをしましょう。

机に手をついて、指をしっかりと開いて、てのひらに体重をかけて、ひじを伸ばす、肩を下げる。今度はてのひらを外側に回して、手をつく。指を開いて伸ばす、ひじを伸ばす、肩を下げる。次に、そのてのひらを内側に回して、手をつく。指を開いて伸ばす、ひじを伸ばす。肩を下げる。これらの体操を休憩時間にはいつもやるよう

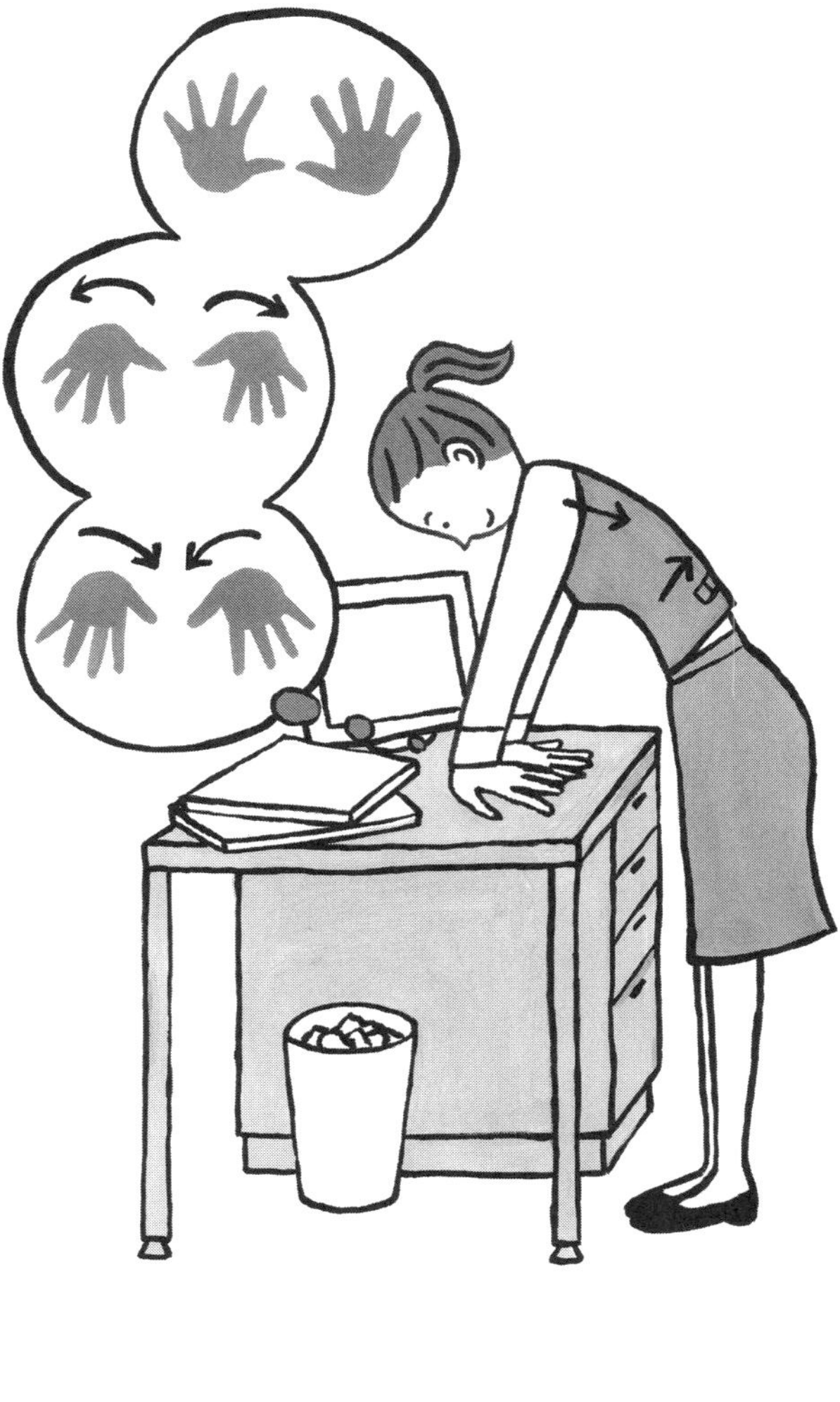

にすると、首や肩、背中の筋肉が刺激され、血行もよくなって、肩こりの防止にもなります。ちょっと意識を向けて動かすだけでも、眠気がすっとびますよ。

壁があったら

壁を背にして、三〇センチほど離れて立ちます。足は肩幅ぐらいに開き、足全体で立つ。腕は脇を締めて、ひじを曲げ、てのひらを前に向けます。

その姿勢でゆっくりと上半身をひねって、お腹をよく引いて壁のほうを向きます。顔もねじった方向を見る。両方のてのひらが壁にピタリとつくのが理想ですが、無理をしないこと。つかなくてもいいんです。形じゃありません。両足のつま先とひざが最初の位置、真正面を向いた状態で、腰から上半身だけをゆっくりひねる、そう意識するといいですね。真後ろを向くことばかり考えると、足の裏がずれたり、ひざが曲がったりしてしまいがちです。脚ははじめの位置のまま、ひざはしっかり伸ばして、できる範囲でひねります。ななめの筋肉が使えているかどうかが大切です。意識とつながって使えたところから筋肉は育っていきます。

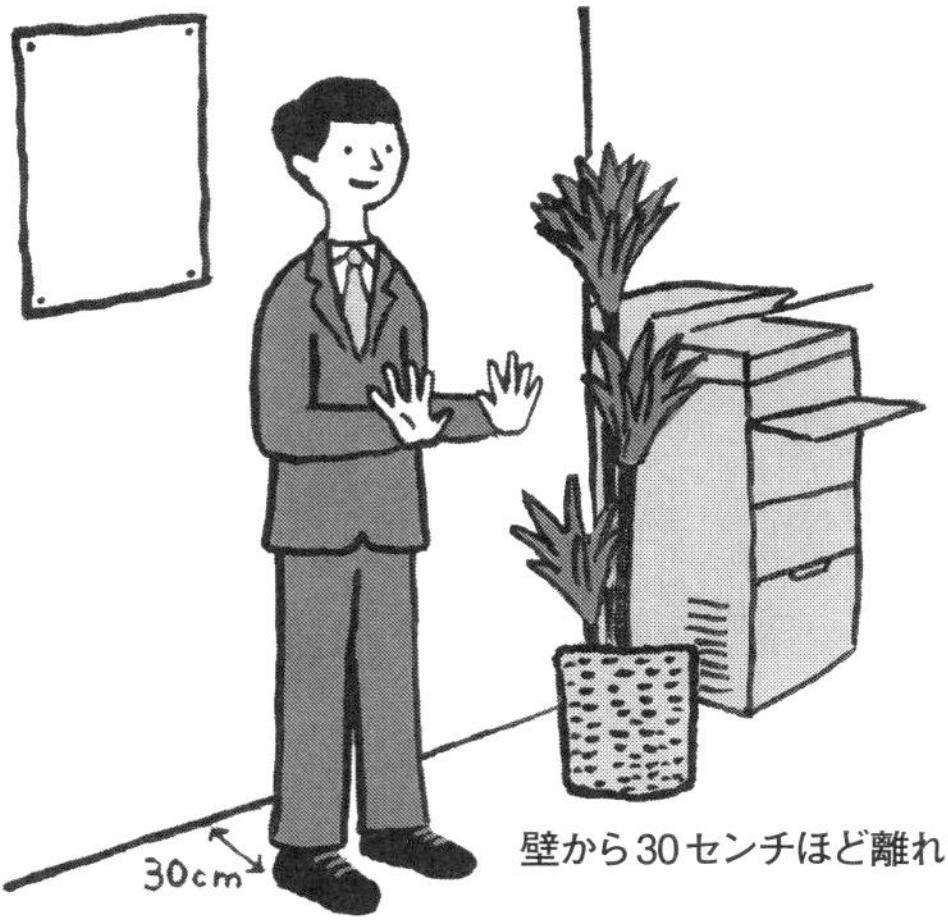

壁から30センチほど離れて立つ

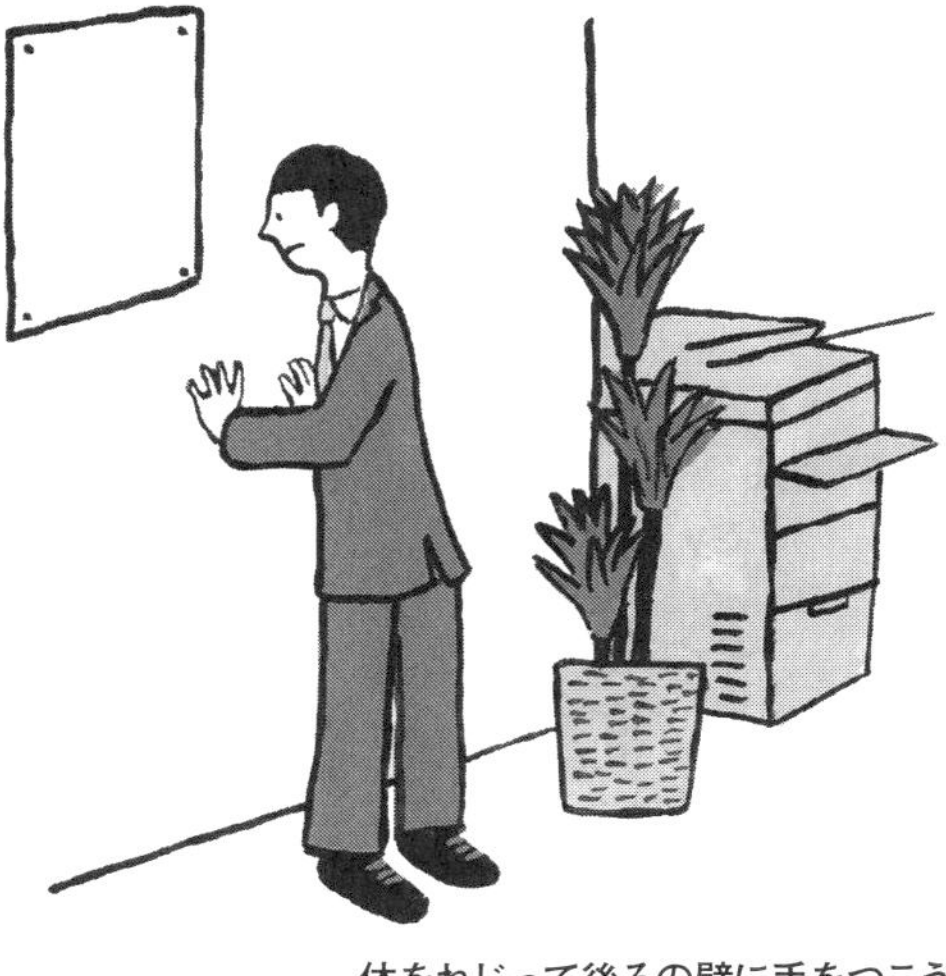

体をねじって後ろの壁に手をつこうと思う

床に座ったら

新聞を読む、テレビを見る、洗濯物をたたむなどのとき、開脚してやりましょう。習慣になったらしめたもの。ポイントは、ふだんから、なるべくソファに座らないこと。床に座るようにすると、自然に体を動かしたくなってきます。開脚したまま、足首も回してみて！　ほんとうは「ながら」はいけませんが、これは百歩ゆずってＯＫします。それほど、内ももを使う機会が少ないのです。

寝る前

その日をどう締めくくるかも、朝や昼間と同じくらい大切です。眠る前に今日一日使った体に意識を向けて、感謝をしましょう。ああ、疲れたとばかり、そのままずるずるっと寝てはダメ。全身に血液を送って、今日も一日お疲れさま、と体に気持ちをかけてから、休むと、深く眠れます。

寝不足の日こそ、疲れているときこそ、バタンキューと寝てしまいたい気持ちを抑えて、体に意識を向けましょう。そうすることで、質のいい眠りが訪れるようにするのです。

眠る前に、足首回し、腹筋、にゃんこの形の三つをすることで、全身に血液が送られ、溜まった老廃物もきれいに排出されて、疲れがとれます。

この就眠儀式を習慣にすると、若い体をキープすることができます。

ふとんに入ったら、眠る前にもうひとつ。

仰向けに寝たら、全身で思いきり伸びて、全身のすみずみまで意識を向けて感じとったら脱力する。これを数回繰り返す。

「寝つきがよくない」と悩んでいる人には、絶対のお勧めです。

コラム　視力が回復する目の体操

パソコン仕事ですごく目が疲れてきたときなどに、効果のある動きです。でも顎《がく》関節を痛める危険もあるので、一度に三回くらいまで、一回一〇秒ぐらいにしてください。無理をしないでできるところからはじめてください。

目の血管は細くて、繊細です。疲れると目が充血するのもそのためだし、血行も悪くなりやすいのです。口を大きく開くことで、顔の筋肉が刺激され、血流が促されるので、目の血行もよくなります。それで疲れがとれるんです。眼球を動かすことで、さらに効果が高まります。この動きは嚙む力をしっかり育て、だ液が出やすくなります。

しかし、この体操は顎の関節を痛めたら大変なので、くれぐれも気をつけてください。無理して口を大きく開けすぎないこと。一度に三回まで、一回一〇秒くらい。

面白くなって「こんなに口が開いて、指も何本も入るよ」なんて何回もやると、顎の関節を痛めます。そうなると、きちんと嚙めなくなって、体のいろいろなとこ

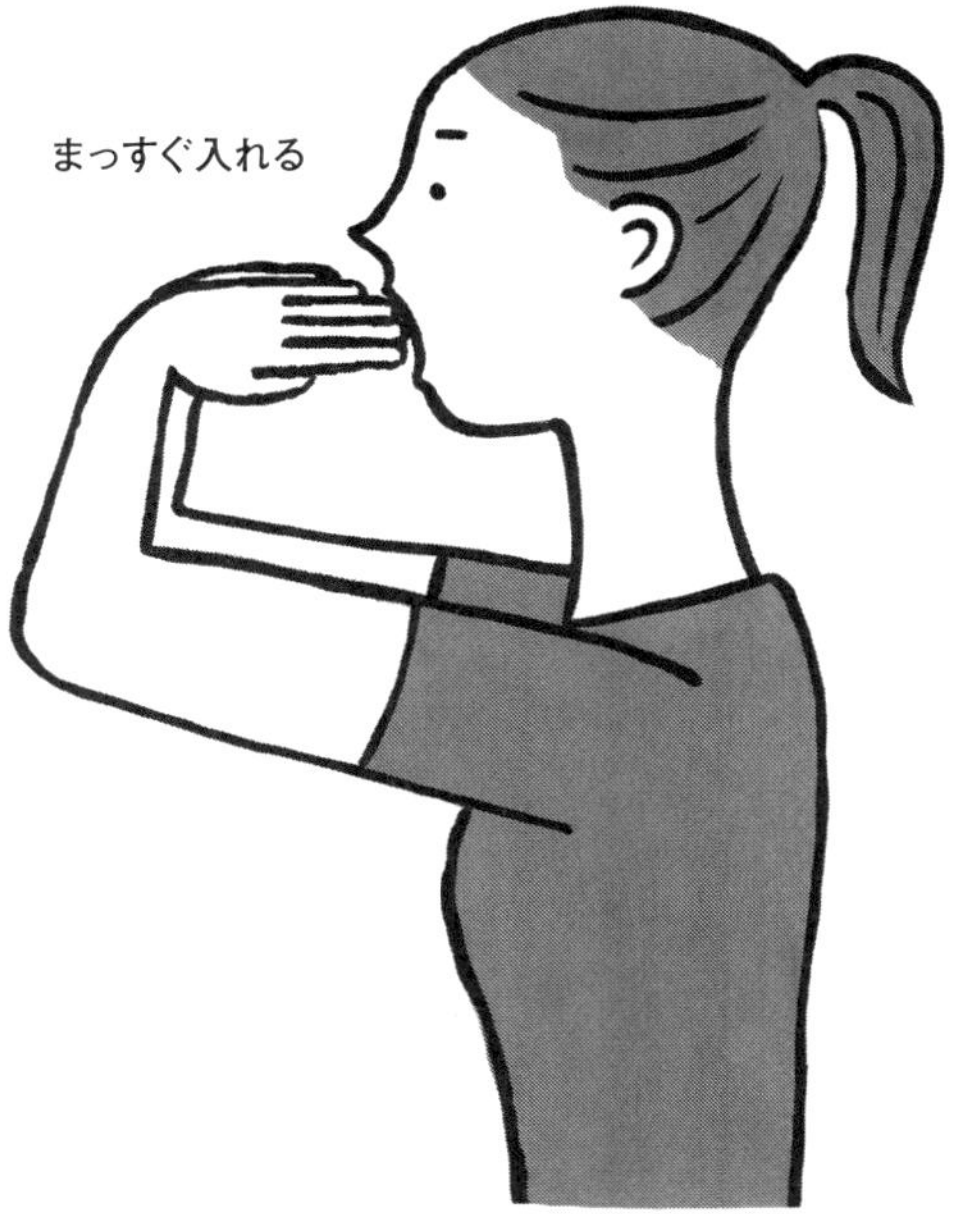
まっすぐ入れる
一回に10秒ほど、一度に3回まで

指を何本も入れすぎないこと。1本でもよい。
たくさん指を入れるのが目的ではない

ろに悪影響が出てしまいます。

では椅子に浅めに腰掛けて、「お腹を引き、肩甲骨を下げて、背筋を伸ばした」正しい姿勢で座ります。

この姿勢で、大きく口を開け、両手のてのひらを合わせて、指を口の中に入れるようにします。指は一本しか入らない人もいます。それでOK。指をむりやり何本も入れないでください。このとき、肩は力まない。

いったん指をはずします。そしてもう一度大きく口を開け、指を口の中に入れます。今度は目を見開いて、眼球をゆっくり、大きく、左右、上下、右回り、左回りと動かします。

こうすることで視力が回復して、頭もスッキリします。

これを毎日続けたら、老眼がよくなって、メガネがなくても新聞が読めるようになったという人もいるぐらい効果があるし、実感できるので、ついやりたくなると思いますが、顎関節や視神経はデリケートです。

くれぐれも「やり方を間違わない」「やりすぎない」、この二つを守ってください。

第五章　「泣ける！」きくち体操

心にも影響する

私はこれまで半世紀近く、「きくち体操」を指導してきました。おおぜいの生徒さんに出会い、数え切れないほどのたくさんの生きた体に触り、その生きている体を通して、動かすことの意味、体の成り立ちの意味を学び続けてきました。社会環境の変化につれて、私たちの体も変わってくるので、私の体操も当然変わり続けるし、進化しなければなりませんでした。

生徒さんたちのなかには、とても印象深く、忘れられない人たちが何人もいます。

体を動かすことが大嫌いなのに、お友達の誘いを断りきれず、いやいや教室に通いはじめたのが、いつしか動くことの意味を理解し、生き方が前向きに変わった方々がたくさんいます。また、教室に通いはじめて一年ほどすると、まるで別人のように表情が優しくなり、体つきもスッキリして、動きも軽やかになり、本人もビックリしながら、教えていた私も、「こんなに変わるの？」と驚かされた人もたくさんいます。

生徒さんの気持ちと体が変わり、自分で痛みや故障を改善していく姿や、自分の体を命ととらえて、一心に育み続ける姿を見せていただける教室は、私にとって「よくなりたい」と思う力の偉大さを細胞レベルで感じとることができる貴重な場所と時間なのです。私が出会った生徒さんのなかで、とくに印象に残った方たちをご紹介します。きっと皆さんの参考になると思います。

心臓の手術をしたのに片手で腕立て伏せ

「先生、しばらく教室をお休みさせてください」

ある日、二〇年ほど教室に通ってきている女性の生徒さんから、そう言われました。

熱心に続けてこられた方だから、きっとやむにやまれぬ理由があるんだろうなと思って、

「え、どうしたの？　何があったの？」と言うと、「実は、心臓の手術で入院するんです。心臓の弁の具合が悪いらしくって、ペースメーカーを入れるんです」と、言いました。

その後半年ほどで、「お医者さんからＯＫもらいましたから」と言って、教室に戻ってきました。

ただ、「でも先生、お医者さんから、ペースメーカーが壊れる心配があるから、腕立て伏せは止められちゃったんです」「気にしなくていいですよ。腕立て伏せのときは見てればいいんだから」

そうしたら、「いえ先生、腕立て伏せをどうしてもやりたいからお医者さんにもう一度よく聞いてみたら、『左腕を使うとよくない』ということらしいんですよ。だから、右腕だけで腕立て伏せをやってみます」。ご存じのように、両腕の腕立て伏せだってとっても大変です。

この方は今も教室に通って来て、右腕だけで立派に腕立て伏せをしています。

どんな施術でもよくならないひざを自分で治した

ある生徒さんは、教室に通いはじめたときは、ひざが相当に悪かったんです。伝統芸能の世界で生きてこられた五〇代後半の女性なんですが、日本の芸事の動きは見た目には静かで、穏やかそうでも、裏で支える体に大変な力がかかるのです。

それを長く続けてきたために、ひざの痛みが慢性化していて、芸にも影響が出てしまうというほどだったそうです。

病院で治療を受けただけでなく、鍼《はり》、マッサージなど、いろいろな治療法を試したけれど、何をやっても治らず、一時的に痛みが和らいだりはしても、完治はしなかったそうです。

それが半信半疑で教室に通いはじめて数ヵ月したら、ひざの痛みが薄らいできたと言います。顔が引き締まって、若く見えるようになり、体を見ても、脂肪がずいぶん、筋肉に変わってきていました。そして、半年もしないうちに痛みは完全になくなったのです。

本人は嬉しくてびっくり。聞かされた私も他の生徒さんたちもびっくり。

「今までどんなことをやっても治らなかったのに、自分でやったら治っちゃうなんて」

どこか痛いときって、動かしたくないし、動かさないほうがいいと思いますよね。

でも、動かしたほうがいい場合、動かすことによってよくなることが多いのです。ケガをしたときなども患部から遠いところを動かして、患部に回復していく力を与えるのです。ほとんどの痛みの場合、動かさないとよくはなれないということを、私はこういう生徒さんから学びました。たとえ、医師から動かさないほうがいい、と言われても、きくち的体習慣がついている生徒さんが、自分の体と会話しながら、動かせるところを動かしながら、よくしていく姿は私の教室では普通です。

さて、この生徒さんはよくなったのはひざだけじゃないんです。体つきがまったく変わったのです。

正直、はじめて来たときはかなり太っていたんです。「こんなに太っていたら、ひざの負担はかなりのもの」と思うほどでした。それがすっかりやせて、スマートになったんです。

「先生、見てください。太っていたとき着ていた服、こんなにブカブカなんですよ」

と言って、着てみせてくれたんですけど、教室にいた他の生徒さんも大笑いです。

本人も笑いながら、

「ひざをよくしたい一心で先生に言われたように、家でも一生懸命『きくち体操』をしていただけ。それですべてよくなったんですよ」

体操でウツが治る⁉

ウツから回復した方も多いんです。ウツになると、前向きになれなくなって、「自分はダメなんだ」と自己否定するようになってしまうと言います。

その生徒さんも、「自分は何をやってもダメだ」と考えるようになっていて、自分に自信が持てず、物事を後ろ向きにしか考えられなかったそうです。

友人に強く勧められて、仕方なく「きくち体操」の教室に通うようになったものの、何かを期待していたわけではなかったと言っていました。

ただ、「がんばらなくっていいんですよ。無理しちゃダメですよ」という私の言葉を聞いて、楽な気持ちになって、ともかく続けてみようと思ったようです。

少しずつでも意識してきちんと動かしていれば、体は必ず変わっていきます。自分で体を動かすこと、それによって体の状態がよくなってきたことで、気持ちが軽くなってきたそうです。

それまでは後ろ向きにしか考えられず、そんな自分がいやでしようがなかったのが、だんだん自分と向き合えるようになって、そのときあるがままの自分を認められるようになり、自己否定する気持ちが薄れていったとも言っていました。

そうなると、気持ちが晴れ晴れとしてきて、楽になるんですね。「これでいいじゃないか」、そう思えるようになっていくみたいです。

この人はすごく印象的なことを言ってくれました。

「体をきちんと動かすと、頭も気持ちもすっきりするんです。それに、動いているとき、自分の体と対話するような感じになっていったんですけど、いつしか、体だけじゃなくて心と対話しているような気がして……。『きくち体操』は体の瞑想なんですね」

「なるほど、瞑想ねえ」

印象的な言葉でした。

お母さんが変わると家庭も変わる

自分の体がよくなったと実感できると、体を大切にするようになります。そして、自分を大切に感じられ、人生を大切にするようになるんです。

自分の人生を、大切なかけがえのないものと考えられるようになると、自分を生んで育ててくれた親や、ともに暮らしている家族、困ったときには助けてくれ、嬉しいときは一緒に喜んでくれる友人や周囲の人たちの大切さに気づき、感謝する気持ちがわいてきます。

体操教室に通っている生徒さんが、あるときから、表情がすごく明るくなって、それまで以上に「きくち体操」に熱心になりました。

何かあったのかなと思って、授業が終わってから教室の隅で聞いてみました。すると、

「今まで家族がばらばらだったんです。夫とも子供たちともゆっくり話すこともなければ、みんなで笑うことも何年もなかったんです。それを夫や子供のせいだと思って

ました。夫が家庭をかえりみないからだ、子供たちが言うことを聞いてくれないからだって。でも違ったんですね。家庭が暗かったのは、私のせいだって気づいたんです。『きくち体操』に通うようになって、体が変わってきたら、自分のことをちゃんと考えられるようになったんです。そうしたら、今までなんて自分勝手だったんだろうって気づいて、変わろうと思ったんです。私が変わったら、夫も子供たちも明るくなったんですよ。子供たちはいろいろなことを話してくれるようになったし、家族みんなで笑い声を上げるようにもなりました。ほんとに嬉しくて……」

体が変える人生

私にとってとても印象に残っている生徒さんたちの例を、そのごく一部ですが紹介しました。

痛みや苦しみが体を動かすことによって癒され、回復する。信じられないかもしれませんが、本当のことです。

でも、一番いいのは、痛みや苦しみを感じる前に、今生きている自分の体に関心を持つことです。外見ではなくて、この体で生きているということにです。

それに、健康なとき、自覚症状がないときって、体のことをほんとうに考えないんです。

だけど、体はいつもだまってがんばってくれているんですよ。だから、元気なときにこそ体に思いをかけなければいけないし、体に感謝しなければいけないんです。思いをかければ、体は必ず応えてくれます。思いが強ければ、それだけ体はよくなっていきます。あなたがあなたに思いをかけるから。体は決してあなたをあきらめてはいないのですから。

だから自分の体に思いをかけ、手をかけて、あなたがよくしていくのです。

いつまでも元気で、どんな状態からでも動かすことを通して、あるがままの自分を受け入れ、そこから日々少しでも自分でよくしながら生きていける、こんな幸せなことはありませんね。

あなたは今、それを知ったのです。

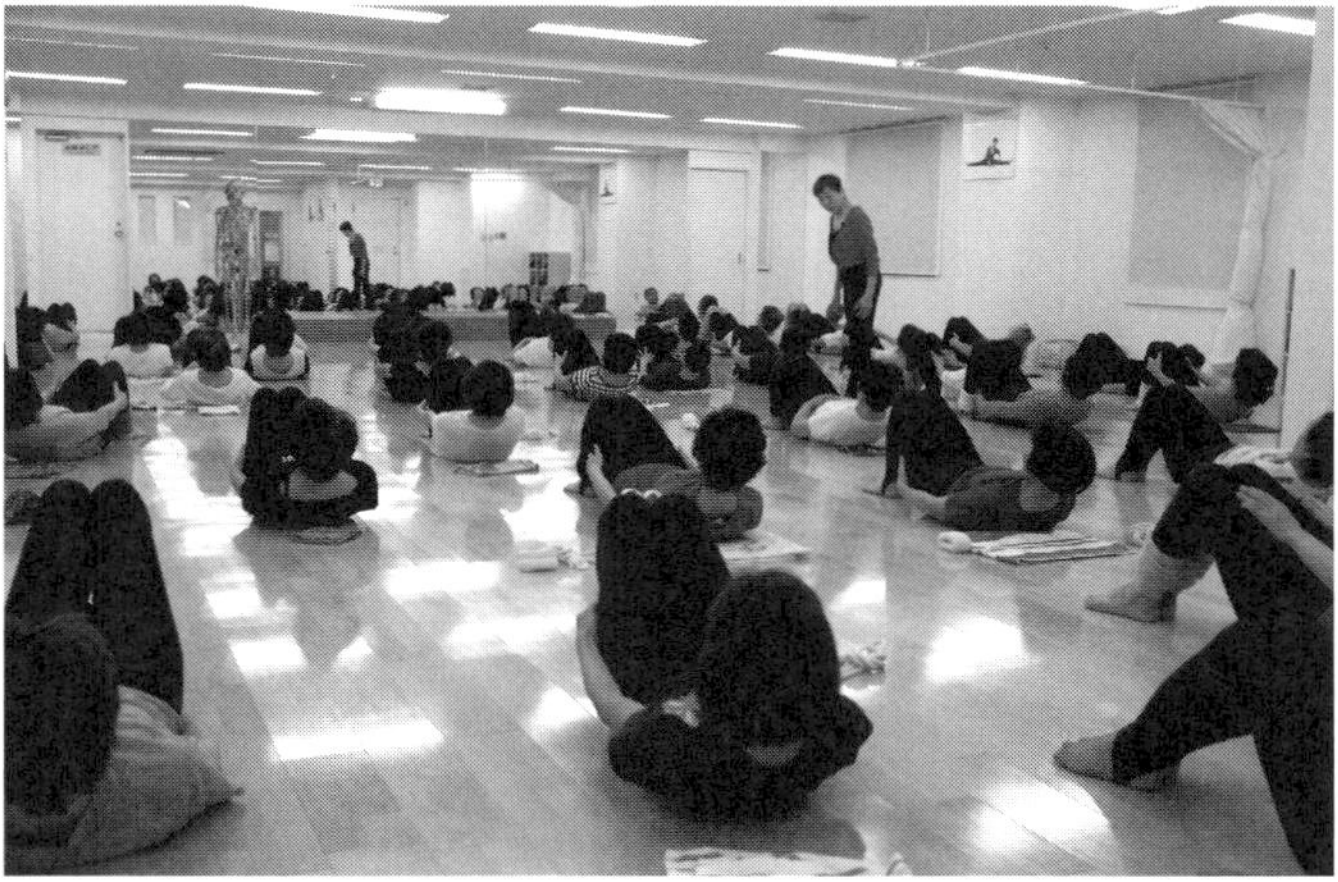

○「きくち体操」お問い合わせは下記まで

きくち体操事務局

〒210-0007

川崎市川崎区駅前本町10-5

クリエ川崎9F

電話　044-244-9211

Fax　044-245-9266

HP　http://www.kikuchi-taisou.com/

菊池和子
1934年、秋田県に生まれる。日本女子体育短期大学卒業。体育教師を経て「きくち体操」を創始。「なぜ動くことは体にいいのか」という素朴な疑問から人体のメカニズムに沿った健康に直結する動き方を模索、たくさんの人の体に触れながら開発した体操は、あらゆる年齢層、体の状態の人に支持されている。
著書には『体が変わる! 「きくち体操」』(健康人新書)、『50歳からのきくち体操』(海竜社)、『きくち体操』(TJムック)、『指の魔法』(集英社インターナショナル)などがある。
きくち体操事務局☎044-244-9211
HP　http://www.kikuchi-taisou.com/

講談社＋α《プラスアルファ》新書　435-1 B

はじめての「きくち体操《たいそう》」

菊池和子《きくちかずこ》

2009年1月20日第１刷発行
2019年9月30日第14刷発行

発行者―――渡瀬昌彦
発行所―――株式会社 講談社
東京都文京区音羽2-12-21 〒112-8001
電話 編集(03)5395-3522
販売(03)5395-4415
業務(03)5395-3615
装画・本文イラスト―丸山ゆき
デザイン―――鈴木成一デザイン室
撮影―――江頭徹(小社写真部)
カバー印刷―――共同印刷株式会社
印刷―――株式会社新藤慶昌堂
製本―――株式会社国宝社
本文データ制作―――講談社デジタル製作

ISBN978-4-06-272548-4